あなたを困らせる遺伝子をスイッチオフ！

脳の電気発射を止める魔法の言葉

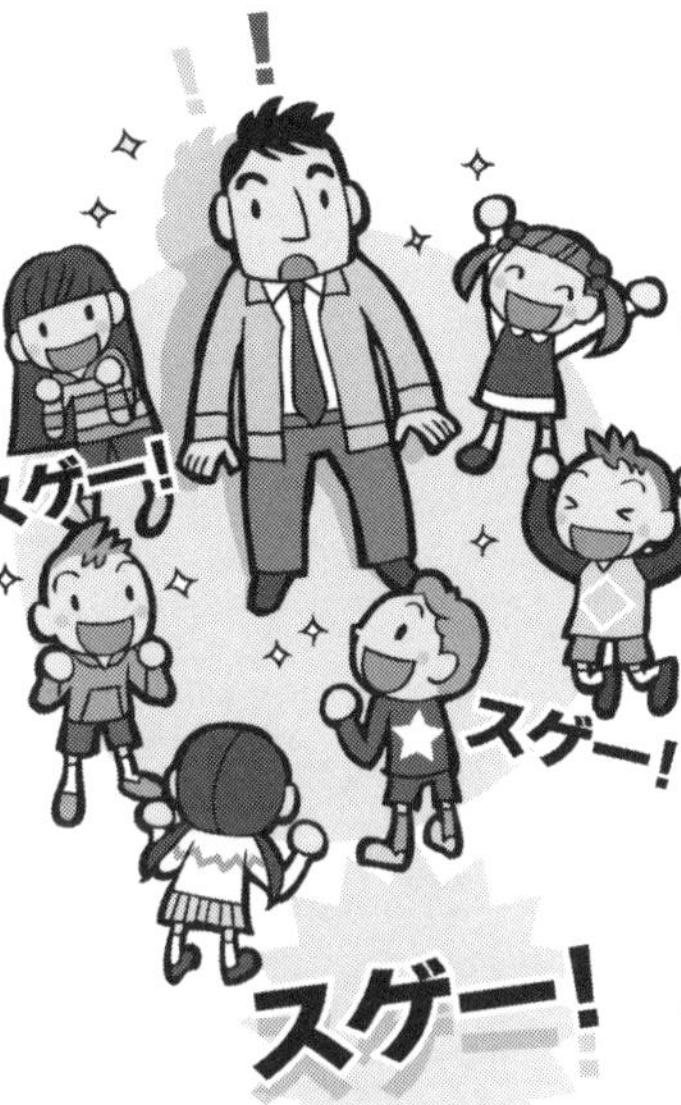

Ohshima Nobuyori
大嶋信頼

シバブックス
SIBAA BOOKS

CONTENTS

第1章　脳内で発作が起きているとしたら?

第2章　奥義「○○さんって、すげー!」

第3章　特徴的な遺伝子を特定してスイッチオフしてみる

第4章　尊敬は最強のカウンセラー

第5章 「すげー！」を連発！

第6章　人は遺伝子レベルで影響し合っている

終　章

第1章　脳内で発作が起きているとしたら?

カウンセラーのトレーニング

カウンセリングの合間によく窓の外を眺める。

炎天下の中、ビジネスマンが通りを歩いている。距離は３００メートルくらいだろうか。そのビジネスマンにターゲットを絞って、頭の中で歩き方をマネする。

歩幅、姿勢、腕の振り方、腕と腰を動かすタイミング、首の位置などを細かく観察しながら、頭の中でひとつひとつマネをしていく。そのビジネスマンは歩幅が小さく、ちょっと前傾姿勢で腕の振りも弱い。首が15度くらい左に傾いていて、というようにマネをしていく。

すると「うっ！　痛い！」と、胃が急にシクシクと痛みだした。

「おー！　あのビジネスマン、胃が痛いから前傾姿勢で歩幅も小さく、腕の振りも弱いのかもしれない」と仮説を立てた。

次のターゲットが道の向こうから歩いてきた。

そのビジネスマンはがに股で、左股関節の動きに特徴があって、右足の歩幅と左足の歩幅が若干違っている。腕の振りを見ていると、右の振りの方が左よりも若干大きく広がっている。首は左右はまっすぐであるが、ちょっと上を向いて歩いているように見える。それらの特徴をひとつひとつマネをして、頭の中でその男性と同じように歩いてみる。

すると「おー！　股関節が痛い！」となる。さっき感じた胃の痛みはなくなり、今度は、左股関節がジンジンし始めた。

「おー！　あの男性は左股関節の痛みを感じているからバランスを取るために右腕の振り方をあんな風にしているのかもしれない」と仮説を立てる。

次の男性にターゲットを絞る。

今度ターゲットにした男性は、明らかにがに股で、ときおり手で股間の位置を調整するような仕草をする。

「嫌な予感がする！」

とりあえず、がに股具合を頭の中でマネして、歩幅を合わせ、鞄を持っている手の振りをマネして鞄の重さを感じていく。そして、頭の中で股間に手を持っていったところで「かゆい～！」と股間にものすごいかゆみを感じた。

炎天下の中、スーツを着て、重い鞄を持って、股間が蒸れてかゆくなったあの感覚が襲ってくる。

「うわ！　これは大変だ！」と上からその男性を眺めながら、エアコンが効いている涼しい部屋に意識を戻す。すると、さっきまであんなにかゆかった股間のかゆみはなくなり、爽やかなエアコンの風を頬に感じている。

「一体、私は何しているの?」と自分に突っ込みたくなる。
でも、これはカウンセラーのトレーニングなのである。

心理分析官のマネをする

頭の中で相手のマネをして、相手の感じている感覚を受け取る、というトレーニングは、学生時代に読んだ『FBI心理分析官』の本からヒントを得たものだった。

FBI心理分析官が犯罪現場に行って被疑者が取ったであろう行動を細かくマネしていく。すると被疑者がどんな気持ちや欲求で犯罪を犯し、次にどんな行動をしたくなるのかが手にとるように浮かんでくる。その欲動のまま動いてみると被疑者の次の足取りが浮かび上がってくる、という内容だったと思う。

FBI心理分析官のように、歩いているビジネスマンの歩き方や仕草を細かくマネすることで、ただ眺めているだけでは予測できないような情報がたくさん伝わってきて、いくつもの仮説を立てることができる。

暑い昼間にスーツを着て歩いているビジネスマンをただ眺めているときは「暑い中かわいそう」とか「暑い中、疲れているから力のない歩き方をしているのかも」と決めつけてしまう。

でも、実際にFBI心理分析官のようにマネをしてみると、「ビジネスマンは胃の痛みを感じていたのかも？」といった新しい仮説が立てられる。

カウンセラーの場合、胃の痛み一つとっても「対人関係で自己主張できないから怒りが発散できずにストレスが溜まっているのかも？」とか「周囲の人の気持ちばかり気にして気を使ってしまうから胃に炎症が起きているのかも？」などの仮説を立てて、コミュニケーションの中でその仮説を検証していく。

普通のカウンセラーからは「なんでそんな当たり前のようなことを書いているの！」と怒られるかもしれないが、私はいつも、こうして窓の外を見ながらトレーニングをする必要性を感じる。自分の感覚を失ってしまわないように。

浮気を責める妻

夏の蒸し暑い夜に、ある夫婦が知り合いから紹介されて相談にきた。ジメジメした外から部屋に入ってくると、いきなり2人のピリピリとした空気が感じられた。

「嵐の予感」を感じながらも、「どのようなことで相談にいらっしゃいましたか？」と笑顔で尋ねてみた。

すると、妻が「この人の浮気は病気なんです！」と私に怒鳴りつけた。

いかつい顔をした夫は「はあ？　何を馬鹿なことを！　お前の被害妄想のせいでこっちはこんなところまで来ているんだ！」と妻を怒鳴りつけた。

妻はひるまずに「私、ちゃんと携帯メールのやり取りを見ちゃったんだから！　あんなみっともないことを書いて！」と夫を蔑《さげす》むような目で見て吐き捨てる。

夫は「お前！　人の携帯を盗み見るなんて最低なんだぞ！　お前だって携帯でわけのわからないやり取りをしているじゃないか！」とちょっぴり話の焦点をずらしてしまった。

その夫の隙を妻は見逃さず「ほら！　やっぱりあのやり取りは浮気でしょ！　だから見られて困るんでしょ！」と畳み掛けた。

夫は怒りのあまり顔を真っ赤にしてワナワナと震えだし、いまにも妻に殴りかかりそうな雰囲気を出していた。妻はちらりと私の顔を見て「先生見てください。この人、頭がおかしいでしょ！」と言いたげな顔をしていた。

夫をこの場で怒らせて、夫の理不尽で暴力的なところを私に見せて「この人は頭がおかしい！」と宣言してほしかったのかもしれない。

夫は夫で「こんな妻だから俺は浮気をしなければやっていけないんだ！」と私に訴えているようにも見えた。

２人のやり取りを聞いていて、ジメジメした夏の暑い夜に、イライラした２人は妙に合っているような気がした。

こんな〝夫婦間の浮気問題〟を扱うカウンセリングのテクニックは万とある。

一番一般的なのは「受容と共感」である。奥さんの訴えていることを受け止め（受容）、そして奥さんと一緒に怒りを感じる（共感）。

「奥さんの被害妄想」とか「奥さんが責めるから旦那さんの行動がおかしくなる」なんてことにしないで、奥さんが思っていることが妄想であろうが八つ当たりであろうがなんでもそのまま受け止めるのが受容である。そして受容したときに、引き出された感情を共感していくと、さらなる深い部分が引き出されていく。

受容と共感を繰り返していくと「浮気されてムカついている」から「こんなに一生懸命に尽くしてきたのに裏切られて悔しい」となり、さらには「自分はいつも大切にされていなくて悲しい」となり、そこから「自分はいつも人に大切にされないから惨めである」となる。そして最後には「自分はもっと夫から大切にされたい！」となっていく。

そのまま訴えていることを受け止めて、そして、そこにある感情に共感していくと、表面的な問題からだんだん内面的な問題へと掘り下がっていき、やがて「自分は○○して欲しい！」という具体的に求めていることが見えてきて、それが得られたときに、表面的な問題も解消されて安心感が得られる、という仕組みになっている。

だから妻に対しても受容→共感、夫に対しても受容→共感を繰り返すと、お互いが本当に求めていることが引き出される。それにお互いが気づいたときに、表面的な感情でお互いを傷つけ合うことを止める、という結果になる。

水面下に隠れていた問題

夫の浮気を疑って責めている妻を見ながら、まあ、普通、裏切られたら当然こんな風に怒るんだろうな、と考える。こんな妻の本音って「自分が一番に夫から大切にされたい」という気持ちなんだろうな、と思った。でも、こんな風に夫を責めてしまったら、夫の気持ちはますます離れてしまい、妻が求めている「大切にされたい」という欲求は満たされなくなってしまう。だから、妻は夫を連れてカウンセリングにきたのかな？　と仮説を立てる。

夫の方は妻に毎日のように責められ、妻との関係の中で息苦しくなって他の女性に走ってしまうのを妻に説明して欲しくてここにきたのかな？　と予測した。

一般的なカウンセリングテクニックを使っていく前に、いつも練習しているFBI心理分析官のテクニックを使ってみることにした。

目の前で夫を怒鳴りつけている妻を頭の中でマネしてみる。大きな声で夫を怒鳴りつけながら、呼吸はものすごく激しい。身体が上下に動いている。そのマネをした瞬間に、ジメジメとした暑い部屋なのに、ものすごく頭の中が冷静になった。

「あれ？　この奥さん浮気のことで怒っているんじゃないのかも？」と先ほど立てた立派な仮説がす

べて打ち砕かれていく。

夫の怒りに怯えながらも夫に何かを必死に訴えようとしている。それは、浮気の問題じゃない。

「なんだ？　これは？」

思わず、妻の夫への攻撃を遮って「奥さん、本当はご主人の何を心配しているんですか？」と聞いてみた。

「はあ？」と妻。

「ですから、奥さんはご主人の何を心配してこちらに来られたんですか？」

すると、妻は「はあ」と一つ溜め息をつき「実は、夫の人格が変わってしまうんです」と静かに答えた。

最初は、お酒を飲んで酒乱気味になって、人が変わってしまうのかな？　と思っていたのだが、飲んでいないときでも、突然人が変わって、とんでもない行動に走ってしまう、というのだ。

「悪い友達の影響かな？」とも考えたのだが、夫の記憶が飛んでしまって、自分が何をしたかまったく覚えていないことがあった。

「こんな話を2人でしても夫はまともに取り合ってくれないから、こうして夫婦間の問題としてこちらに連れてきたんです」と冷静に話してくださった。

「そうでしょ！　最初からわかっていましたよ」という態度で私はおもむろにうなずいた。

夫はいきなり腕組みをして椅子にふんぞり返って「馬鹿な話をしやがって！」という態度を取り始めた。ごつい身体でいかつい顔をしているので、そんな態度を取られたら妙に怖い。

今度は夫の態度を頭の中でマネてみる。呼吸の速度、まばたきの回数まで合わせていくと、やっぱり、この人も暑さを感じていない。脇の下に汗をびっしょりかいていたのは私だけだった、という事実が発覚した。夫が暑さを感じていないのは「怯えているから」という感覚が頭の中に浮かんできた。え？　こんな態度を取っているのに怯えているの？　とちょっとびっくりする。

そこで、「旦那さんはご自身の何を心配されているんですか？」と真剣な顔つきで、できるだけ低い声で尋ねてみた。

すると旦那さんはいきなり姿勢を正して、前傾姿勢になって「いや〜、時々記憶がないことがあるんです」と正直に話してくださった。

「携帯電話のやり取りでも、自分でも覚えていないことが多くて、それを妻から指摘されると、ますます思い出せなくってイライラしてしまうんです」と。

妻にバレてしまう恐怖ではなく、自分がバラバラになって崩壊していく恐怖があり、それを暴かれて現実になるのが怖くて怒っていた、という事実が浮かび上がってきたのだった。

浮気は発作のせい？

夫は「崩壊する恐怖」で怯えていた。なんで「崩壊する恐怖なの？」と疑問に思って夫の家系の聞き取りをしてみると、とんでもない事実が発覚した。

夫の父親もアルコールと女性問題があったのだが、夫が高校生のときに、母親に女性問題を追及されて、追いつめられて自死されていた。

夫の母親はそれをきっかけに躁うつ状態になってしまい、あるときは寝たきりになって口もきけなくなり、あるときは、ものすごい躁状態で息子を攻撃してくる、ということを繰り返していて母親との喧嘩も絶えなかった。

妻が言うには、夫は母親との喧嘩のときは人格が変わったように暴言を吐いて、その後に「なんであんなことを言ったの？」と聞いても本人は一切覚えていない、とのことだった。

その「覚えていない」というのが顕著になってきて妻は心配になりだした。他の女性とのやり取りも「覚えていない」というのは、もしかしたら別人格になってしまって、本人が意図していないことをやっているのでは？　と疑っていたのである。

「奥さんはどんなことを疑っていらっしゃるのですか？」と尋ねてみた。

「お義父さんもお酒を飲んで記憶を飛ばしてしまって、女性問題を繰り返していたので、もしかしたら記憶を飛ばしてしまう何かの病気があったのではと疑っていて、それを夫も引き継いでいるので、とんでもない行動をしてしまうのではと思ったんです」と妻。この「記憶が飛ぶ」というのはものすごく大切なキーワードである。

あるケースでものすごく優しい高機能自閉症の子どもがいた。お母さんにものすごく優しくて、いつもお母さんのお手伝いをしていた。そんな子がお母さんと一緒にいるときに、お母さんがパニック発作を起こしてしまった。次の瞬間、その子はお母さんを介抱すると思いきや、苦しんでいるお母さんに殴る蹴るの暴行を働いてしまい、そのときの記憶が飛んでしまった。

確か自閉症とてんかんの共通遺伝子は147個ぐらいあったと思うのだが、高機能自閉症の子が暴力を振るったのは一種のてんかん発作のせいで自分が意図していないことをしてしまって、その後の記憶が抜けてしまっているのでは？　と仮説を立てた（ここでの〝てんかん〟は電気放電を確かめようがないので医学的なてんかんではありません）。

女性のヒステリックな声で男性のクライアントさんが硬直して震えだした、という症状を目撃したときに「あ、これって一種のてんかんの発作なのかも？」と疑ったことがあった（やはりここでの〝てんかん〟も電気放電を確かめようがないので医学的なてんかんではありません）。普通だったら「女性恐怖だから」とか「女性関係で心の傷があるから固まったのでは？」と疑うのだが、脳の電気信号の問題で発作が起きている、と考えると非常にわかりやすい。

アルコールを飲んでいるときは発作が起きやすくなるから、アルコールを飲んで女性と接触しているときに発作が起きて、ということは十分に考えられることだった。

妻は、このまま治療しなければ夫の発作が頻繁になり、お義父さんのように自死することになるのでは、と心配していた。

私は妻に「すみませ～ん、私と席を替わっていただけますか～？」と言いたくなった。妻はお義父さんと夫の症状をインターネットで調べて、そのような結果論に到達した。それはものすごい発見だった。

それを聞いていた夫は「うんうん！」とうなずき、隣の席で妙に感心していた。

食事療法で激変する

奥さんの言う通りに、お酒を飲んで発作を起こして女性問題を起こしているのだったら、その発作をなくしてしまえばいい、という話になる。

それがもし〝てんかん〟的な発作（医学的なてんかんとは違います）だったとしたら〝ケトン食療法〟が有効である、と夫婦に伝えた。小麦製品をカットして、米もしばらくの間食べずに、肉、魚、卵、豆腐を中心に食べてもらう。もちろん砂糖もコーヒーもお酒もしばらくやめて生活する。奥さんは真剣にメモを取っていた。夫は隣で、ぽかーんと口を開けて、まるで他人事のように聞いていた。

それから３週間が経って、夫婦を目の前にしたときに思わず目をこすった。

「え？　これって夢じゃなかろうか？」

初回にいらっしゃったとき、旦那さんは肌が浅黒く、髪の毛はぼさぼさ、サンダルを履いて、いい歳なのにまるでだらしない若者のような格好をしていた。そんな旦那さんの髪の毛がしっかり整い、七三分けになって、パリッとした服で、黒ぶちの眼鏡の「真面目なお父さん」に変わっていた。

会話もてきぱきと要点をついて話すように変化していた。

「これが旦那さんの本当の姿なんだ！」とびっくりしてしまった。

旦那さんが言うには、以前は外に出たら、女性を見ると常にそっちに目が行ってしまい、まったく何も集中できなかったのが、女性の影に気を取られなくなり、外食しても食事に集中できるようになったとのこと。

子どもとの会話が楽しくなり、子どもと公園に遊びにいくことが増えて、勉強も教えてあげられるようになりました、と言われたときには泣きそうになってしまった。

「食事療法でこんなに楽になれるなんて思わなかった！」とフィードバックしてくださった。

隣の席に目をやると、前回真剣にメモを取っていた奥さんも激変していた。まるで、以前の旦那さんが乗り移ったみたいに、サンダル姿でだらしない格好をして、むくみも酷くなっていた。だらしなく口が開いたまま、ボケーッと座っていた。

奥さんのマネをしてみたら、まるで酔っ払った状態になってしまった。口の中が小麦製品の不快な感覚でいっぱいになったことから「あ！　旦那さんが食べなくなった小麦製品を大量に食べたな～！」と奥さんに確認する。

奥さんがびっくりして「え？　なんでわかるんですか？」

「だから、食べちゃダメだって！」と旦那さんがあきれたような顔をして奥さんに言い、前回と立場が逆転していた。

そんな旦那さんの姿を見たときに「このケースで何が起こっているのだろう？」と変化の仕組みについて考えてみたくなった。

暗示で浮気をさせられてしまうのか？

「なぜ、あんなにだらしがなかった旦那さんが真面目な優しいお父さんに変わったのだろう？」その仕組みに興味が湧く。

カウンセリングの短期療法家だったら、たぶん「旦那さんの問題を〝外在化〟したから問題が簡単に解決したんでしょ」と解釈する（外在化＝問題を本人の責任にしないで外に作ることで取り組みやすくする手法）。

「女性にだらしないから浮気を繰り返してしまう」という旦那さんを責める姿勢を取っていたら、旦那さんは浮気を繰り返してしまっていた。そこで浮気問題を旦那さんの根性的な問題にしないで「脳細胞のネットワークで起きる異常な神経活動の発作から別人格になり問題行動を起こしてしまう」と、外在化テクニックを使って〝病的な脳神経の発作〟にすることで浮気問題に取り組みやすくした。

これを簡単に説明すると「あんたは女性にだらしがないから浮気をする！」と奥さんが旦那さんを責めるとき「だらしがないから浮気をする」というのが、催眠術の〝暗示〟のようになってしまう。

「あなたのまぶたがだんだん重くなってきて〜、ほ〜ら！　だんだんと〜眠〜くなってきた〜！」と徹夜明けに催眠術師に言われたら「あれ？　本当に私のまぶたは重くなってきたのかも？」とそのまま眠ってしまうのが〝暗示〟だったりする。

「健康な男子だったら、容姿端麗な女性に目が向いてしまうのは、眠いときにまぶたが重くなる生理現象と一緒」とするのは問題かもしれないが、妻に「あなたは女性にだらしがないから浮気をする」と散々責められた言葉が頭に残っていると、若い女性が目の前に現れたときにその暗示が効いて「俺は〜女性に〜だらしがない〜〜」と催眠状態に入り、目がトローンとなってきて、だらしなく口が開いて、だら〜っと涎をたらしてしまう。生理現象で女性に目が向いたときに「あんたは女性にだらしがない」という言葉が思い出されることで、その言葉が〝暗示〟となり「俺はだらしがない浮気者」となって、いつの間にか女性の手を握ってしまう。

〝外在化〟では、妻が散々入れてきた〝暗示〟を別の〝暗示〟で〝解く〟のである。

このケースの場合、妻が「浮気性」と暗示を入れただけではなく、母親からも「あんたのお父さんは浮気性だからあんたも気を付けなさいよ！」と〝暗示〟を入れられていた。女性を見たときに「おやじが浮気性だから〜、俺も浮気性〜！」と催眠状態になり、知らず知らずのうちに女性を追いかけてしまっている。

これを読んだ世の女性たちは「奥さんやお母さんのせいにして、なんて恥知らずなの！」と怒るかもしれない。そう！「奥さんやお母さんに暗示を入れられている」というのも外在化のテクニックなのである。

旦那さんを責めて変わるものだったらとっくの昔に変わっているはず。旦那さんが変わらないのは〝暗示〟と催眠状態があるから。それを違う〝暗示〟に変えてしまいましょうというのが外在化。

奥さんが調べてきた〝てんかん〟の暗示が旦那さんの生理現象が起きたときに発動する。

「女性を見たときにボーッとしてしまうのは〝発作〟のせい」となったときに〝発作〟に条件づけられている〝食事療法〟のことが頭に浮かんでくる。「食事療法でこの発作は治まるかもしれない」という暗示が入っているので、発作が起きそうになったときにはイメージが食事へと自動的にシフトするようになる。

そして「あれ？　俺ちゃんと食事に気を付けているかな？」と思った瞬間に〝異性に興味〟という生理現象から〝食事〟の生理現象へとシフトするから「あれ？　女性のことがそんなに気にならなくなっているぞ！」という状態へと変化する。

だから浮気性だった旦那さんは簡単に変わることができたんだ！　と短期療法家だったら解釈する。

でも、本当に暗示だけなのか？

常識では考えられないことが起きている

「なんだ！　てんかんのような発作で浮気しちゃう！　というのをカウンセラーは本気で信じていなかったの？」と言われそうだが、カウンセラーはあくまでも、クライアントさんが日常生活で困っていることを解決するために、特殊なコミュニケーションを用いてクライアントさんが望んでいる方向へと一緒に進んでいくことがお仕事である。だから、「てんかん」と決めつけているわけでもなく、食事を変えたから人格が変容したと真っ向から信じているわけでもなく、あくまでも夫婦でカウンセリングにきたときの、あの場面の特殊なコミュニケーションで何らかの変化が起きた、という解釈を表向きはしている。

でも心の中では「てんかんの発作で浮気をしてしまうという切り口はものすごく興味深い」と本気で思っている（医学的なてんかんではありません）。

ＦＢＩ心理分析官のように夫のマネをしたときに、あの何とも言えない〝崩壊してしまう恐怖〟というものを体感できた。外から旦那さんを観察していたときは「横暴な女性蔑視のだらしない男性」としか見えなかった。でも、マネをしたときに伝わってきた感覚は「自分が崩れ落ちていく恐怖とその向こうにある快感」。あれがもしかしたら発作の感覚なのかもしれない、と思ったときに私の中で腑に落ちた。

あの感覚はこれまで体験したことがなかった。あれが発作だとしたら、旦那さんが記憶をなくしてしまうのも腑に落ちる。なぜなら、発作の特徴の一つは〝記憶がなくなる〟だから。外から見たら「自分にとって都合が悪いことだけ忘れたふりをしているだけ」とか「記憶がないふりをしている」と解釈をするのだろうけど、あの感覚を感じた後は、もしかして、本当に発作が起きて記憶が抜け落ちてしまっているのかも？　と思えてしまう。あの恐怖と恍惚感は独特の感覚だった。

お医者様に「この人てんかん発作を起こして浮気しているかもしれないんで、女性の金切り声を聞かせて、脳波をとってみてくれませんか？」とお願いしてみたいのだが、常識的にはそんなことはあり得ないので、お医者様からは相手にされない。

でも、この発作のアプローチで旦那さんが実際に変化したということは、もしかしたら、もしかして、ということがあるのかもしれない。

実際に食事療法を試してもらった後に、旦那さんのマネをしても、あの恐怖と恍惚感は感じられず、頭はものすごくクリアになっていて、はっきりと自分の感覚を感じることができていた。

何か常識では考えられないことが起きている。

このように、カウンセリングの中でマネをして相手の感覚をリアルに感じてみると、これまでの心理学や精神医学では考えられない可能性が見えてくる。

これまでは解決できなかった問題でも常識外れの方法で解決の糸口が不思議と見えてくる。そんなユニークなことを本書では紹介していきたい。

頭の中に広がる青空

ある男性が「朝、会社に行くときに母親に起こしてもらわないと起きられない」という問題で母親に連れられてやってきた。

男性の顔にはまったく生気がなく、隣の母親が男性のために一生懸命に喋っていた。

「この子は大学院まで行って英語で論文まで発表することができたのに〝テスト〟がダメで司法試験に落ちてしまって、それからおかしくなってしまったんです」と母親。

いつも肝心な場面でお腹を壊したりしてチャンスを逃してしまうんですと、母親はうつむく男性をときおり確認しながら話し続ける。

男性から直接話を聞きたくて「どうなんですか?」と尋ねてみると、男性は「あ、ハイ」とだけ、力ない作り笑顔で答えた。

するところ母親が「この子は人見知りが激しくて、初対面の人とは緊張して喋ることができないのです」と息子に話す隙を与えずに話し始めた。

「この緊張さえ治れば、朝もちゃんと自分一人で会社に行けると思うんですけど」と、母親は『本当にこの人に息子を治せるの？』と私に疑いの眼差しを投げかけながらつぶやいた。

普通のカウンセリングであれば「母親が子どもの分まで喋ってしまうような〝過干渉〟だから、子どもが成長しないでダメになっている」と判断して、母親の子どもに対する対応を変えるよう促す。子どもの問題というよりも母親の問題として扱うケースに思えた。

そこでFBI心理分析官のマネをして男性の状態を確かめてみた。

男性のマネをした瞬間から頭の中が5歳児のようになった。頭の中に青空が広がっているような純粋さを感じたのだ。

あれ？　この感覚って、普通の30代の大人の男性の感覚とは違う。母親が過干渉をして純粋培養をしたからこんな状態になっているのかな？　と一瞬疑ったが、そうではなく、むしろ生まれつき発達の問題があり、成長が止まっているから頭の中が純粋なまま保たれている、という感覚だった。

母親に席を外してもらって2人きりになると、男性は子どものように無邪気に喋り始めた。話を聞いてみると「職場の上司が意地悪をするから、朝、目が覚めたときに怠《だる》くなって、動きたくなくなってしまう」とのこと。

この男性、精神は5歳児のように純粋なのだが、頭脳明晰で話がものすごくわかりやすくストレートである。精神が5歳児のようであるから「上司を褒めて立てる」とか「相手の失敗に目をつぶる」などの社会性はまったく身に付いておらず、上司の書類の不備を指摘したり、会社のシステムの問題点ばかり上司に報告していた。男性の話を聞いていると、会社の上司はアホだった。いや上司がアホなのではなくて、この男性が桁外れに頭がいいから、上司がアホになってしまうのだと思った。

アホにされている上司は、「馬鹿にされている」となるから、その男性に対して攻撃的になってしまう。だから「上司から虐《いじ》められている」という現象が起きていたのだと仮説を立ててみた。

遺伝的な問題は変わっていない！

普通は〝上司への対応方法〟を指導するのだと思うが、もっと簡単で楽しい方法を選択することにした。それは「心に聞く！」というテクニックである（『支配されちゃう人たち』参照）。「心に聞く！」はただの〝自問自答〟の様であるのだが、一つだけ違うのは、質問の頭に必ず「心よ！」とつけて質問をすること。「心よ！」と質問して次の瞬間に浮かんだ答えが心からの答えとなる。

男性に自分の〝こころ〟に向かって「上司にどのように対応をしたらいいの？」と尋ねてもらう。すると男性の〝こころ〟は「上司に対しては笑顔で『すごいですね！』を連発していればいいよ！」と教えてくれた。

「えっ、それだけでいいの？」と男性の〝こころ〟に確認してもらったら、〝こころ〟は「意外とあの人単純な人だから」と答えてくれた。

男性はおもしろがって「なんですか！　これは！」と聞いてきた。

男性が〝こころ〟に言われた通りに、何も考えないで上司に笑顔で「すごいですね！」を連発していたら、それまでのちっとも仕事を回してくれない状態が解消されて、重要な仕事を回してもらえるようになった。

男性が笑顔で仕事をするようになったら、周りの部署の人からも声をかけてもらえ、上司から振られる仕事を手伝ってもらえるようになって、会社に行くのが楽しくなった。

でも、家に帰ると疲れがとれない。

男性は〝こころ〟に聞いてみた。すると〝こころ〟は「そろそろ家を出ちゃえば！」と答えてくれた。男性は「それで調子が良くなるのだったら」とすぐにアパートを探して、実家から出た。

すると、それまで週末は疲れ切って怠くて動けなかったのに、動けるようになって、習い事を始めた。「普通の男性らしく生きてみたい」という欲求も出てきて、合コンにも参加するようになって、服装にも気を使うようになった。それまで〝合コン〟なんて想像することもできなかったのに、喜んで合コンに参加している男性を見ていると微笑ましくなった。

そんなときに男性の母親から連絡があって「夫婦で先生のカウンセリングを受けたい」とのことだった。

「男性の変化を見て、両親も喜んでいるのかな？」とワクワクして両親との面接に臨んだ。両親が入ってくると、雰囲気がおかしい。

「あれ？」

運転手の仕事をしているお父さんが妙に緊張していて、お母さんはピリピリした雰囲気を醸し出している。お母さんが開口一番、私に挑むように「息子はちっとも変わっていないじゃないですか！」と言い始めた。

「あれ？」

「息子はちっとも変わっていない！　あんな酷い体形をして、あんなみっともない表情をして！」と私を責めだした。

確かに体形は当初から変わっていなかった。でも、実家にいる当初から同じ体形だからといって「変わっていない！」と責められるのはどうなのか？　と疑問に思いながら、お母さんの話を聞いていた。

お母さんは「あんな〝こころ〟に聞くなんていい加減なことをやらせて、あの子が自分勝手になっただけじゃないですか！」と怒っていた。「〝こころ〟に聞くなんて誰でも知っていることで、そんな当たり前のことをやったって、あの子はちっとも変わっていなくて、ただ勘違いするだけじゃないですか！」とまくしたてた。

このお母さんは、息子の生まれつきの発達障害についてちゃんと気がついているんだ！　と、このとき思った。発達障害の問題がちっとも治っていない、と私に怒っていた。

まあ、一般的に見たら、愛する息子がアホなカウンセラーのアホなテクニックのせいで出て行ってしまった。「息子を私から引き離したとんでもないカウンセラー」として怒っている、ということになる。

でも母親のマネをしたときに「あんたは表面的に治療をした気になっているが、遺伝子的な問題は何も解決されていないじゃない！」と怒っているのがリアルに伝わってきた。

緊張のホルモンが原因か

出社拒否状態になっていた男性を最初に見たときから体形は気になっていた。その体形の問題を私に見せつけたくて、お父さんを連れてきたのだと思った。長年運転手をしているお父さんはガリガリだった。ピリピリしているお母さんもガリガリに痩せていて、本人だけがぽっちゃり体形で身長も比較的低い。

男性の食事のこともチェックしていたが、母親が作るものしか食べていないし、それ以外に太るようなものは何も食べていないとのことだった。男性は昔からそんなに量は食べていないと訴えていたが気になったので、食事療法も同時にやってもらっていたが、体重の変化は見られず確かに私は焦っていた。

緊張のホルモンを分泌させる脳の部位（脳下垂体）に問題があるか、それとも緊張のホルモンを分泌させる内臓（副腎皮質）に不具合が起きているのかも？　と考えていた。

これらの部位に不具合があると、緊張のホルモン（糖質コルチコイド）が過剰に分泌されてしまうから、常に身体が砂糖漬けのような状態になっていて太りやすくなってしまう。そして、緊張のホルモンは成長ホルモンを抑制するので、身長が伸びていないのも納得できるし、精神的に幼さが残っているのも納得できる。

「子どもの頃からぽっちゃりしていた」ということだったので、以前から緊張のホルモンの分泌に問題があって、さらに職場でストレス刺激に曝《さら》されることで、緊張のホルモンがさらに過剰分泌されて、筋力低下が起こり「起きられない」とか「動けない」という現象が起きていたと考えた。

ストレス刺激を〝こころ〟に聞きながら環境に適応しながら低減させることで、緊張のホルモンは動けなくなる以前のレベルに戻り「何とか動けて仕事が続けられる」という状態まで戻ることができた。

でもお母さんは、そんなことは誰にでもできる仕事で、あんたはちゃんと仕事をやっていない！　と怒っていた。

お母さんには、息子を国内でもトップの大学に入れ、大学院で学位を取得するまで育てた自信があった。それもよくよく考えると、緊張ホルモンの過剰分泌から「頑張り続けてしまう」という体質の副産物だったのかもしれない。

「そんな息子の体質がちっとも変わっていない！」とお母さんから言われたときに「お母さんが〝変わる〟と信じているのだったら何か方法があるのでは？」と考え始めた。

遺伝子は変わるの？

「上司から虐められて朝起きられなくなってしまった」というのを普通の人が聞いたら「何を甘った

れたことを言っているの！」となる。そして、このお母さんと息子の関係を見たときに「ただの親ばかでマザコンなんじゃない！」と見てしまう。

過干渉な母親が子どもを甘やかして育て社会性を学ばせなかったから、未成熟な大人になって、会社でもトラブルになっている、と判断されてしまう。

母親が甘やかせているから、ぽっちゃり体形になって、血糖値にも問題がある。血糖値に問題があるのは、母親の過干渉によって、本人は真綿で首を絞められているようなストレスから食べるのが止まらなくなっているのかも？　と勝手に判断をしてしまう。だから、母親から切り離して子どもが一人で成長できる環境を作りましょう、というのが一般的な対応になる。

けれども実際は、男性が母親から離れても体形は変わらないし、頭のいいオタクの子が喋るような独特の喋り方も変わっていないし、幼い感じもごくわずかしか変わらなかった。

母親は最初から息子の発達障害を疑っており、それをカウンセラーに「治せ！」と言っていたのだが、発達障害は遺伝子の不具合から起こる。脳や内臓のホルモンバランスの特徴から起こっているものである。遺伝子の問題を解決しなければ、発達障害の特徴を変えることはできない。

常識的に考えて「遺伝子の問題を治す！」なんてことがカウンセラーにできるわけがない、となる。でもカウンセラーによって発達障害の問題がクリアになった、という症例報告はいくつもある。

遺伝子の問題って変えることができるの？　という疑問が湧いてくる。

「遺伝子の問題が変わるの？」と疑問が浮かんだときに、真っ先に頭に浮かんでくるのが、長年連れ添った夫婦の顔が似てくるという現象である。

顔は遺伝的に受け継いだものだから、その祖先に似てくるはずなのに、夫婦が長年一緒にいると顔が似てくるのは伴侶の遺伝子に影響を受けているからかもしれない、と考えるのだ。

犬だって同じである。飼い主と顔が瓜二つだったりするから興味深い。犬のことを考えると、カウンセリングで遺伝子的な問題である発達障害の特徴がクリアになった、という仕組みがよくわかるような気がする。

発達障害の問題で、周りの友達とまったく馴染めずに、同年代の子どもに興味が持てなくて、会話すらできなかった子どもが、あるカウンセリングにかかったら会話ができるようになった、という奇跡的なケースがある。

その奇跡には発達障害の子どもとカウンセラーの信頼関係が重要なポイントになる。カウンセラーと信頼関係が結べたときに、発達障害の子どもはカウンセラーのマネをするようになる。この「信頼関係が構築されて相手を尊敬してマネをする」というのが重要な鍵となる。

飼い主を尊敬して、どこにでも付いていく犬は飼い主のマネをし続けていることになる。やがて飼い主と同じような顔になるというのはマネをすることで飼い主の身体感覚がわかるようになり、それを続けているうちに遺伝子的にも影響を受けて顔が似る、という大胆な仮説が立つ。

発達障害の遺伝子を持っていても、違った遺伝子の特徴を持つカウンセラーを尊敬してマネをすることで、カウンセラーの遺伝子の影響を受けて根本的な変化が起こる、という現象があるのかもしれない。

以前、ある女性がカウンセリングにきたとき、彼女が部屋に入った瞬間に私の催眠のお師匠さんの匂いがした。

「あ！　この方、お師匠さんの治療を受けたことがある人だ！」と思って「どこか素晴らしい治療にかかってらっしゃいましたね！」と尋ねたら「え！　なんでわかるんですか！」と10年前に催眠療法を受けたお師匠さんの名前を出したことがあった。

尊敬したときに、遺伝子的に何らかの影響を受けるのかもしれない。

でも、私の場合、男性との信頼関係を重視するというよりも男性の〝こころ〟との信頼関係を重視した。カウンセリングによって変化した、というよりも「自分の〝こころ〟に聞いて自分は楽になった」というアウトカムの方がより大切なような気がしていたからであった。

クライアント自身がカウンセラーの影響を受けて変わるよりも、〝こころ〟に聞きながら本来の自分の姿に戻っていく方が美しいのでは？　と考えていたのだが、男性のお母さんは私とは同意見ではなかった。カウンセラーの遺伝子の影響をなくして、遺伝子の問題をクリアにする方法を探らなければならなくなった。

第2章　奥義「〇〇さんって、すげー!」

遺伝子のスイッチを切り替える

ある発達障害の子どもを持つお父さんが「自分も小学校のときにあの担任の先生に出会っていなかったら、この子のように人間関係を構築することができなくなっていたと思う」と言っていた。

このお父さんは幼稚園の頃から友達関係が苦手でいつも一人で遊んでいた。でも、小学校に入ったときに「これでは一生、友達関係が築けなくなる」と思って、尊敬できる小学校の先生の家に毎日のように通い、ときには先生の家に泊めてもらい先生のマネを一生懸命にした。先生のマネをするようになって、しばらくしたら他の子どもと同じように人間関係を構築できるようになり「みんなと一緒にいても楽しい」と思えるようになった、というのだった。

たぶん「人と一緒にいて楽しい」と思えなくなる遺伝子が存在する。このお父さんの場合、その遺伝子のスイッチが幼少期の頃からオンになっていて「みんなと一緒にいても楽しくない」となっていた。遺伝子的な問題なので、いくら母親が「他の子どもと一緒に遊びなさい！」と言って外に連れ出しても、10分もすればみんなの輪から外れて一人で砂遊びをしてしまう。砂の一粒一粒を眺めていた方が友達と奇声を上げているよりも楽しいと思えるからである。この遺伝子は職人さんとか研究者には向いているが、一般的なサラリーマンには向いていない。

このお父さんがなぜ幼少期から「マネをすれば変われる」と知っていたのかはわからない。でも、社交的な先生を尊敬して、その先生のマネを続けることで「人と一緒にいて楽しい」と思えなくなるスイッチをみごとにオフにした。そして優秀なサラリーマンとなり、会社では社員から尊敬される存在になった。

このお父さんのケースで「相手を尊敬して、相手のマネをして遺伝子のスイッチを替えてしまった」と仮説を立ててみる。

昔の子どもは、先生を尊敬できて、その先生のマネをしたりしていた。その何気ない〝尊敬〟と〝マネ〟が特徴的な遺伝子のスイッチをオフにして、社会に適応しやすくしていた、と考えると非常に興味深い。

浮気の遺伝子

カウンセリングでとても重要になってくるのは家系の情報である。祖父母の代までの家系図の情報を聞き取ると、その人の特徴が浮かび上がってくる。ある人の場合、お父さん、おじいさんも浮気を何度も繰り返していて、本人も浮気問題で夫婦間のトラブルを抱えていた。これを見ると「浮気性も遺伝なのかも？」と思ったりする。

男性の場合、ＤＲＤ４という遺伝子があり、それはドーパミン（中枢神経の神経伝達物質の一つ）受容体遺伝子の種類になる。ドーパミンは学習、意欲、快の感覚や運動調整に関係している。多すぎると統合失調症の症状が出たり、少なすぎるとパーキンソン病のような症状になったりする。

このＤＲＤ４を持っていてスイッチが入ると「新しいもの好き！」の特徴になる、ということが双子研究などから見えてきた。「新しいもの好き！」ということは、まるで花から花へと渡り歩く蝶のように女性を渡り歩く特徴が出てしまう、という仮説を立てる。ある意味、ＤＲＤ４を持っていると夫婦関係は波瀾万丈になってしまう。

「そんなの意志の力で我慢しなさいよ！」と多くの女性は思うのかもしれないが、カウンセリングの中で観察してみると「〝意志の力〟なんて遺伝子の前では本当に無力！」と強く感じる。

あるスイッチが入ってしまうと、それまでものすごく真面目だった人が、まったく違う人格になって他の女性を渡り歩いてしまう。あれだけ「浮気はもうしません！」と言っていたのに「なぜ？」と思うが、スイッチが入ってしまうと意志のコントロールが効かなくなってしまう。

「新しいもの好き！」という特徴を変えるには遺伝子にアプローチをする必要がある。妻が本当に安心できるようになるには、このＤＲＤ４遺伝子のスイッチをオフにする必要がある。そこで〝尊敬〟

と〝マネ〟のテクニックが登場してくる。

遺伝子のリセット

「新しいもの好き！」の遺伝子があったら、自分ではどうすることもできないが、もしこの男性が宗教に入って霊的な体験をして「もう浮気はしません！」と言ったなら、「本当に浮気はしないのかも？」と思えたりする。その宗教の指導者を尊敬してマネをしようとする。尊敬してマネをすると、宗教の指導者と遺伝子がシンクロしていき、「新しいもの好き」の遺伝子のスイッチはオフになるので「浮気はもう必要ないかも〜！」と思えてしまう。

宗教をやる人が本当に求めているのは、指導者に遺伝子をシンクロさせることではなく、宗教の本体の遺伝子にシンクロさせることだと思う。それはブッダだったり、アブラハムだったり、イエスなどである。遺伝子をシンクロさせて光の体験を得ようとする。

ブッダの世界だったら、中道だから、特徴的な遺伝子はすべてオフにしてしまい〝無〟になり、それまでのその人とはまったく違った生き方ができる可能性がある。十字架につけられ一度死んで蘇ったイエスのマネをするならば、遺伝子のリセットが行われて「生まれ変わる」という宗教的な体験ができるのかもしれない。でも、ここでは「宗教のススメ」をしているわけではない。

問題行動を引き起こす遺伝子のスイッチをどのようにしたらオフにできるか？　ということを考えるのに、宗教が一番わかりやすい気がしたから書いてみた。

宗教に触れて変化するプロセスを考えてみると、〝尊敬〟と〝マネ〟で指導者やご本尊と遺伝子的にシンクロさせて、それまでの古い悪癖の遺伝子スイッチが入りまくっていた自分を捨て去り、新しい自分になる、という仕組みをイメージすることができる。

宗教をやっている人がみんな悪癖の遺伝子がオフになっているのかと言ったら「NO！」である。大切なのは、〝尊敬〟と〝マネ〟だと考える。宗教には興味深い話があり、その中に〝尊敬〟と〝マネ〟の奥義が書いてある。

奥義！「すげー！」

イエスのエピソードで興味深いものがあった。イエスが遅れていて、弟子たちは先に船で夜のガリラヤ湖を横断していた。弟子たちは向こうから水の上を歩いてくる何かを発見しておののく。イエスの方から「私だ！」と言ったので弟子たちは安心したが、弟子の一人が「自分も水の上をイエスのように歩いてみたい」と思い「私に命令して、水の上を歩いてそちらに行かせてください」と言った。イエスが「来なさい」と言ったのでその弟子は水の上を歩いた。

水の上を歩く遺伝子があるのかわからないが、イエスにそのような遺伝子があったと考えると、この話はものすごく興味深い。弟子も同じ遺伝子を持っていたが、これまで一度も発動したことがなかった。それがイエスの一言でオンになり水の上を歩き始めた。

でも、水の上を歩いていた弟子が強い風に気づいて怖くなり「我に返る」という現象が起きてしまう。我に返ってしまうと、再び元の遺伝子配列に戻り、水に沈み始めた。そしてイエスに助けを求めて、イエスから「信仰の薄いものよ、なぜ疑ったのか」と言われてしまった。

この箇所を幼い頃に読んで「自分だったらこの弟子のように途中で沈まない！」と思っていた。だって、ずっと「イエスはすげー！」と思っていればいいんでしょ！　と幼心に考えていた。だんだん大人になってくると、弟子の気持ちがわかるようになってきた。夜中の暗い湖で風が吹き荒れて、湖面が激しく波打っていたら、感動も醒めて我に返るだろうな、という気持ちも。

「この人すげー！」と話の展開がうまい人を尊敬してマネをしていたら、おもしろい文章が次から次へと湧いてくるようになって、キーボードを打つ手が止まらなくなる。そんなときに、世の中の荒波で、人からの批判を浴びせられ、フッと我に返ったとき、あの沈みそうになった弟子のことを思い出す。それまで絶好調だった手が止まり、ズブズブと冷たい息苦しい水の中へと沈みだす。まったくアイディアも湧いてこなくなり、何を書いてもつまらなく思えてしまう。希望も光も見えなくなる元の懐かしい遺伝子へと配列が戻っていく。

そんなときに、「私だったら沈まない！」と思った幼い頃のことが思い出される。そして、あのときの自分が思っていたことがフッと頭に浮かぶ。「だって、ずっと『イエスはすげー！』と思っていればいいんでしょ！」と純粋に思っていた頃のことを。

そこで再び、「あの人、すげー！」と、あの人を「すげー！」と尊敬してみる。すると、みるみる遺伝子配列が変わるのか、頭の中がクリアになって、見えなかったものが見えてきて、新たなる展開が浮かんでくる。

「オー！　あの人の遺伝子すげー！」となれば、ますます頭がクリアになっていく。このクリアになった頭でこのプロセスを考えてみると、〝尊敬〟して〝マネ〟をして遺伝子のスイッチを替えてしまうというのは、それほど難しくはないのかも？　と思えてくる。

ただ一人ターゲットを絞って「すげー！　この人！」と頭の中でつぶやいて、そして、その人がやったであろうと思うことを実行してみる。そのときに、それまでの自分とは違った思考パターンや動作を体感できる。思考パターンや行動パターンは遺伝子に左右されるものだと思っているから「すげー！　この人！」と頭の中でつぶやくだけでそれが変わる、ということを考えてみたら、ますますおもしろくなってくる。

「すげー！　この人！」を繰り返しているうちに、だんだんその尊敬する人と自分が一体になって、自分の中に定着する。すげー遺伝子のインストール完了である。

これまで自分を不自由にしてきた呪いの遺伝子のスイッチを切り替えるのはそれほど難しくないような気がしてきた。

ふてくされた態度を取る遺伝子

ある女性が「自分の思っていることを相手に伝えられないんです！」という悩みで相談にきた。

容姿は端麗なのに、母親からみんなの前で箸の使い方を注意された女の子みたいに、横を向いてふてくされたような喋り方をする。

「周りのみんなや先輩たちはどんどん仲良くなってそして自分をアピールして昇格していくのに、自分だけ取り残されて惨めな感じがしているんです」と続けた。

「努力しても周囲から認められない」という感覚があるんですか？　と尋ねてみた。

すると「いや、努力することは嫌いなんです」と言い切った。

みんなはそれほど努力しなくても自然と仲良くなれるのに、自分は努力をしないとみんなの中に入っていくことができないし、それを続けていると疲れてしまって今度はものすごく惨めな気持ちになってしまうんです、と。

家系のことを尋ねると、お父さんも人とのコミュニケーションが苦手で、人間関係のない職業に就いていた。お母さんもパートはしているが、パート仲間とはあまり話をしない人だった。父方祖父などは、農業をしているが、集落の人とあまりコミュニケーションを取らない「変わり者」と思われている、とのことだった。

この女性は大学までほとんどクラブ活動やサークルには参加したこともないし、友達関係で親密になりたいと思ったこともなかった。でも、就職してから人とコミュニケーションを取らないと仕事がちゃんと評価されず、貧乏くじばかり引かされ、惨めな思いをすることがわかった。だから、自分の根っこにある「人とのコミュニケーションが苦手」という部分を変えてください、とのことだった。

ただし、対人コミュニケーションテクニックを身につけましょう、といったことは望んでいない、とはっきり言った。それを私に伝えたときは笑顔ではなかった。

「コミュニケーションが取れない」というのは幼少期の母親からのネグレクト（育児放棄）などの可

能性も考えたのだが、祖父も父親も人とコミュニケーションを取らない〝変わり者〟と周囲から思われていた、ということは〝遺伝的特徴〟で遺伝子の問題であることを考えなければならない。

感情が入っていないぶっきらぼうな喋り方をすることから「親密感を感じられない遺伝子があるのかも？」と仮説を立てて、これまでの男性関係を聞いてみた。するとやはり「男性と付き合っても、親密な関係になる前に相手が去ってしまう」とのこと。そこで〝親密感の遺伝子〟の可能性を考えた。

この女性の話し方は感情が一切伝わってこない。「人とコミュニケーションが取れずに困っている」というが、ほとんど無表情で話すので「本当にこの人は困っているの？」と疑いたくなってしまう。

もしかしたら、自分の感情を言語化することができない遺伝子の問題かも？　と仮説を立てる。感情を言語化することができない遺伝子を持っていると、利き手が左手だったりすることがあるので、利き手矯正のことを尋ねてみたら「ビンゴ！」だった。

「え！　なんでわかるんですか？」とそのときばかりはびっくりされていた。「だからこんな喋り方をするんだ！」と腑に落ちた。

感情を言語化することができない遺伝子を持っていると、何を話しても相手に自分の気持ちが伝わらない。表現できないから伝わらないのだが「わかってもらえない」という感覚になってしまって、どんどんふてくされた態度になってしまう、という現象が起きるのだ。

この遺伝子の問題がある限り、カウンセリングで「上司の目を見て話をしましょう」とか「自分の思っていることを同僚に伝える訓練をしてみましょう」などと伝えても「できません！」とぶっきらぼうに却下されるだけ。

そこで「誰か尊敬できるような人はいますか？」と尋ねてみた。すると「そんな人いません！」と言い切ってしまう。

普通だったら、「ろくに考えもしないで言い切って、やる気がないんだろう」と思われてしまうが、それは違う可能性がある。感情を言語化できないから、〝尊敬〟という感覚自体がその人の中で湧いたことがないし、言語的にも感覚的にも理解することができないから「尊敬できる人なんていません！」と即答できてしまうのだ。

「尊敬できる人がいない」ということで、逆にこの遺伝子のスイッチが入ったままである理由が理解できたような気がした。

一体感が得られない渇きの癒し

「尊敬できる人がいない」というのは、女性の特徴的な遺伝子のスイッチがオンになっているから。

それが「みんなと同じになれない」という状態を作り出してしまう。

「みんなと同じになれない」という感覚は「誰といても一体感が得られない」という感覚になり、人との一体感のなさが〝魂の渇き〟となり、この渇きを潤したくて、アルコール依存症は酒を飲んでしまう。摂食障害は過食嘔吐が止まらなくなり、ギャンブル依存は借金が止められなくなる。買い物依存に至っては、何を買っても満足することができなくなり、浮気を繰り返す男女もこの渇きを癒すためにそれが止められなくなってしまう。

話はちょっと脱線するが、私が小学生の頃は、教師や両親を尊敬する風潮がまだ残っていた。先生を見て「すげー！」と思って、先生のようになりたい、と思ったこともあった。でも小学生の頃に、世の中が徐々におかしなことになってきていると感じ始めた。

テレビでは『ダメおやじ』という題名のアニメーションが放映され、本来、尊敬されるべき父親が家族から虐待されるシーンを見てみんなで笑うようになっていた。さらに校内暴力を題材としたドラマが出てきて「教師がいかにダメな人間であるか」が描写されるようになった。中学になると、そのドラマや映画の影響なのか、教師に反抗する生徒が増え、それに怯えている教師は尊敬できない存在になってしまった。

教師が尊敬できる存在でなくなると、生徒はどんどん特徴的になっていった。黒い学生服に紫のうちばりをしたり、髪の毛をさまざまな色に染めてみたりし始めた。

戦士の遺伝子のスイッチがオンになった生徒が他校の生徒と喧嘩を始めたり、薬物やアルコール依存の遺伝子がオンになった生徒はシンナーを吸って歯をボロボロにしたり、アルコールで問題行動を起こしたりした。

特徴的な遺伝子の生徒が増え続けていったので、特徴的な遺伝子がオンになっていないと虐められる、という流れも感じるようになった。特徴的な遺伝子のスイッチをオフにする〝尊敬〟という言葉はどんどんと失われていった。そして、一体感が得られずに苦しむ人が増えていった——。

これはあくまでも私の中学生時代の仮説であった。この頃から、この遺伝子の暴走を何とか止められないものか？　と思い、高校の頃には心理学を勉強する決心をした。

でも、求めているのはみんなが同じようになることではない。〝一体感が得られないことからくる渇き〟が癒されることである。

遺伝子をオフにするテクニック

ふてくされた喋り方をしてしまう女性は「感情を言語化することができない」という特徴の遺伝子

のスイッチが入ってしまったから「誰も私の気持ちをわかってくれない！」となって、誰に対してもふてくされた態度を取ってしまう。

専門家がこの女性を見たら「会社にも行けて、仕事もできているのだから、それほど問題にする必要はないのでは？」と処理してしまう。なぜなら遺伝的な特徴はそんなに簡単に変えることができないし、これまで努力しても変わらなかったものを変えたいという理由がわからない、となるから。もちろん、その女性は自分の感情を言語化できないので、専門家に自分が感じていることや求めていることを伝えることができない。結局「やっぱりわかってもらえない！」と虚しく専門家の元を去っていくことになる。

それまでの本人の話では「会社に入るまでは人とコミュニケーションが取れなくても困ることはなかった」と言っているのだが、ここで大切なのは、感情を言語化できない遺伝子のスイッチが入っているから「問題は感じません！」という表現になっているだけ、と考えてみること。

「何も問題を感じていません」と言いながら、その言葉を発するときの女性の態度はふてくされていた。ふてくされる＝怒り、なので「何も感じていない」は、一般的には〝嘘〟になるのだが、遺伝子的に見たら、感情を言語化できない遺伝子を持っている可能性がある、となる。

ふてくされた態度の元になっている怒りは「他の人に自分の気持ちをわかってもらいたい！」＝「一体感を求める渇き」と見てみるとさらに興味深くなってくる。

自分の感情を本当に理解し共感してもらって得られる一体感を求めているのだが、それを得られない渇きが怒りとなって表現されている。でも、渇きから発せられる怒りが強くなればなるほど、その怒りが他の人たちを遠ざけてしまい、ますます渇きが強くなり、怒り、人を遠ざけてしまう、という悪循環になっている。

そんなときに、〝尊敬〟を使って自分の特徴的な遺伝子のスイッチをオフにして周囲との一体感を感じてみる。

その女性に「誰でもいいので、職場の中で1人ターゲットを絞って、自分にダメ出しの言葉が湧いてきたときに『○○さんって、すげー!』と頭の中でつぶやいてみてください」と伝えた。

「え?」と女性はあっけにとられていた。

女性は「尊敬できる人とか、自分がなりたい人じゃなくてもいいんですか?」と質問してきた。「尊敬できる人なんていません!」って断言したくせにと突っ込みたくなったが、そこは笑顔で「誰でもかまいません」と伝えた。

「え~?　頭の中で『○○さんって、すげー!』って唱えることに意味があるんですか~?」と猜疑心満々だったが『疑い深いのも遺伝子の特徴』と思って「ちょっとやってみてください!」と伝えた。

女性はさっそく次の日に会社に行って、このテクニックを使ってみた。

「マイケルって、すげー！」を連発してみると……

女性がターゲットにした相手は、目の前に座っている上司のマイケル（仮名）だった。カウンセラーが「誰でもいい」と言ったので、わざと容姿もちんちくりんで仕事ができない上司を選んで、頭の中で馬鹿にしたように『マイケルって、すげー！』と唱えてみた。

「唱えても何も変わらない」という日々が3日間続いた。

最初は馬鹿にしたように「マイケルって〜、すげ〜！」と唱えていた。唱える度に薬を飲んでいるような感覚になりながら「マイケルって、すげー！」を連発していた。

女性は常に「自分は仕事ができないし、みんなとうまく喋れない」と自分に対してダメ出しをしながらも「誰も私のことをちゃんと理解してくれないから仕事ができないし、誰も理解してくれないからみんなとわかり合えない」と思っていた。だから、心のどこかで「本当は理解してくれる人さえいれば、自分は誰よりも一番仕事ができるはず」と思っていた。心のどこかでは、本当は仕事ができると思っていた。

でも、唱えているからなのかわからないが「あれ？　自分って本当に仕事ができない！」とはっきりと自覚ができるようになった。そして、それまでは目の前の上司の方が仕事ができないダメおやじと思っていたのに、淡々と仕事をこなしている姿が妙にスマートに見えた。

「あれ？　私ってマイケルのようにこんなに集中して仕事ができない！」と内心焦り始めた。

でもカウンセラーからは、不快な感情が湧いてきたら「マイケルって、すげー！」と唱えろと言われていたから「マイケルって、すげー！」を頭の中で連発してみた。

すると、さっきまでの焦りの感覚がなくなって、いつしか自分もマイケルと同じように、淡々と仕事をこなすようになっていた。それまでの自分は、ちょっと仕事をやっては、頭の中には過去の嫌な人たちが浮かんできて、頭の中でその人たちと議論したりしていたので「仕事に集中している」という感覚はなかった。

いまは不思議と集中力が持続できている。周りの人のことが一切気にならない。フッと我に返りたくなり「あれ？　本当に私って他の人が気にならないの？」とチェックしたくなってきた。そんなときに「マイケルって、すげー！」と唱えてと言われたのを思い出し「マイケルって、すげー！」をお経のように連発してみた。

すると、水泳の息継ぎをした後みたいに、しばらくこのまま淡々と仕事を続けたくなった。気がつくと就業時間が過ぎていた。いつの間にか嫌っていた残業をしていた。でも、頭はスッキリと爽やかな感じがしていて「あー！　仕事をした！」と背伸びをしたくなった。

すると、一緒に残っていた目の前の上司（マイケル）が笑顔で「よく頑張ったね！　残っているみんなで一緒に食事に行く？」と爽やかに声を掛けてくれた。

「あれ？　上司ってこんなに爽やかな人だっけ？」とキラキラした上司の笑顔を見ながら自分の感覚がわからなくなってきた。

いつもだったら断るのだが「ハイ！」と自分も爽やかに答えてしまった。「ハイ！」と元気よく答えた後に「あー！　そういえば、私って人とのコミュニケーションが苦手だった！」と我に返ってしまった。そんなときに「マイケルって、すげー！」を思い出して、心の中で「マイケルって、すげー！」とアホみたいにものすごく爽やかに唱えた。

唱えてみると、さっきまでの「コミュニケーションが苦手」というのが不思議となくなって「何を食べようかな？」と楽しみになってしまう。

気がつくと、みんな一緒に食事をしながら、上司のアホ話を聞きながら同僚と一緒になって「キャッ！　キャ！」と笑っている自分がいた。

「あれ？　いつの間にかみんなの輪の中に入っている？」とびっくりした。「自分はみんなから妬まれて、嫌われている」と思っていた。それがみんな自分の勝手な思い込みだったんだ！　と気がついてちょっぴり恥ずかしくなった。そんなときは「マイケルって、すげー！」と唱えておく。

そんな報告をカウンセラーにした後、女性は「でも、私はなんにも変わっていないんです！」と言った。

そう！　確かに何も変わっていないのだ。遺伝子のスイッチをオフにしただけだから本来の姿に戻っただけ。本来の自分は周囲の人たちといくらでも一体になれるのだ。

女性はいたずらっ子っぽい目で「先生、私に変な暗示をかけたでしょ！」と言った。

「いまさっき、あなたは『私はなんにも変わっていない！』と言ったじゃないですか！」と笑いながら返した。一緒に笑いながら、私もその女性と一体感を感じられた。その感覚はものすごく心地よかった。

現実は歪められている

人は一体感を求めてさまよい歩く。

ある人はアルコールを飲んだときに一体感を得られたことから、酒を飲むのをやめられなくなる。でも、酔いが醒めたときは、人から見捨てられる不安感に襲われる。

これもアルコール依存症の遺伝子のスイッチがオンになっているのだ。その遺伝子に含まれる「見捨てられる恐怖」に苛まれることで〝渇き〟を覚える悪循環に陥る。渇きを癒すために酒が必要になり、酒を飲めば「見捨てられる恐怖」で渇く。

人から見捨てられてしまう恐怖って遺伝子から来るの？　と不思議に思うのだが、実際のところ、高所恐怖症の遺伝子や閉所恐怖の遺伝子も特定されている。遺伝子の影響で高い所が怖いというのは納得がいくし、狭い所が怖いというのも「なるほど！」という感じである。見捨てられる恐怖もその遺伝子を持っていて、スイッチがオンになっているか否かの問題。

見捨てられる恐怖の遺伝子がオンになって酒を飲んでしまうと、酔って暴言を吐いたりして人間関係を破壊してしまう。見捨てられる恐怖があるのだったらどうしてそんなことをしてしまうの？　となるのだが、遺伝子の問題だから自分ではコントロールできない。

ふてくされた態度を取ってしまう女性も「わかってもらえない！」というのがアルコール依存症の酒と同じ役割をして、遺伝子のスイッチが入って、自動的にふてくされた態度になってしまう。本人がしたくてしているわけじゃなくて、依存症さんが酒を飲んだときと同じようにコントロールが効かなくなる。

普通の人は「そんなの自分の気持ち次第じゃない！　なんで自分でちゃんとコントロールしないの！」と相手を責めてしまう。

でも実際にその人の遺伝子と同じものを持っていて、その脳の状態を体験したら「すみませんでした！」と言いたくなるだろう。

あのFBI心理分析官のテクニックを使って、女性のマネをして、女性の感覚になったときにものすごい体験をした。脳の中がドロドロした感覚に包まれて、思考は憎しみと恨みで渦巻いている。まるで地獄絵図の中にいるような感覚になったときに「軽く見ていてすみませんでした！」となる。こんなおどろおどろしい世界にいたら、ふてくされたくなるよな、と思った。

それも特徴的な遺伝子が見させる世界で、本人にはどうすることもできない。尊敬できる人がその女性の育ってきた環境の中で現れていたら、その遺伝子のスイッチはオンにならずにオフのままでいられたのかもしれない。でも、尊敬する人がいなかったがために、スイッチが入って、自分ではコントロールできなくなっていた。

〝尊敬〟という言葉を使うと「そんな難しいことは私にはできない！」と悲しい顔をされることが多い。セミナーなどで〝尊敬〟という言葉をちょっと使っただけで、聴衆の目から興味の光が一気に失われて、めげそうになったことがあった。

特徴的な遺伝子のスイッチが入ってしまった人は特に〝尊敬〟という言葉を嫌悪する。もしかしたら、尊敬を嫌悪する遺伝子があるのかもしれないが、それはまだ見つかっていないので、仮説としておこう。

だから、〝尊敬〟なんて難しい言葉を捨て「○○さんって、すげー！」だけにしたのだ。

マネをするとか、尊敬心を持つとかは一切必要なくて、ただ、言葉を唱えるだけでいい、というシンプルなテクニックである。

不快な気持ちになったときは、特徴的な遺伝子のスイッチが入っているときだから「○○さんって、すげー！」を唱えると、スイッチがオフになって、次第に一体感が感じられるようになってくる。唱えて、特徴的な遺伝子がオフになっていくと、現実の世界が見えてくる。

「あれ？　自分って太っていると思っていたのに痩せてたんだ！」なんてことも見えてきたりする。特徴的な遺伝子で、自分の姿が歪められていたことに気がつく。

「あれ？　自分ってこんなに人の悪口を言っていたんだ！」と気がつくようになるのは、遺伝子のスイッチがオフになったから。

スイッチが入っていると見えなかったものが、オフになると見えてきて「自分の感覚って当てにならないんだな〜！」と改めて思ったりする。

現実が見えてきて、多少なりともショックは受けるのだが、問題はすぐに修正される。遺伝子のスイッチが入ったままで現実が見えていないと何も対処することができないが、オフになると現実が見えてくるから自動的に素早く対処ができるようになる。

「スミス先生って、すげー！」で変身

ある男性が膝が痛くて医者に行ったら「そんなに太っているから膝に負担がかかっているんだ」と馬鹿にされたように言われた。

「そんなことはわかっている！　自分だって痩せる努力をしているのに！」とムカつきながらも笑顔で診察室を後にしたという。この男性は「会社で部下から馬鹿にされてうまく仕事を回すことができない」という悩みで相談に来ていた。人にいいように利用されて、美味しいところだけを持っていかれ、自分は捨てられることを繰り返していた。だから、何とか「変わりたいんです！」ということだった。

カウンセラーから、誰でもいいからターゲットを1人決めて「○○さんって、すげー！」を唱えてみる、というテクニックを教わった。

男性は、「太っているから」とバカにした医者のことがムカついていたので「スミス先生って、すげー！」（仮名です）と不快を感じたときに唱えてみることにした。何日か唱えていても何も変わった感じはなかった。

あるとき、いつものように部下がふてくされた態度で仕事の文句をつけてきた。その話を聞かずに、

頭の中では「スミス先生って、すげー！」と唱えてみる。すると、いつもだったら部下の不機嫌な態度で固まって涙目になってしまう自分はそこにはいなかった。

あのふてぶてしいスミス先生のように「はあ？」何を言っているの、このアホな子は？という感じの態度で部下に聞き返していた。このとき男性は、頭の中で本当に「スミス先生って、すげー！」と思えていた。

これまで部下に対して、こんなふてぶてしい態度を取れたことがなかった。

「はあ？」と言われた部下は固まって、しばらく沈黙があり、それも無視をしていたら「すみませんでした」と勝手に謝って去ってしまった。

「スミス先生って、すげー！」とまた唱えたくなった。

嬉しくなって、家に帰って風呂に入り、鏡を見たら「あれ？　俺って太っているじゃん！」とびっくり。スミス先生や他の人からも「太っているから痩せた方が」と言われても肥満を自覚したことがなかったが、いま、鏡を見てびっくり！

「俺ってこんなに太っていたんだ！」とショックを受ける。

「スミス先生って、すげー！」と唱えてみると、ショックからすぐに立ち直って、次の朝から早く起きてウォーキングを始めていた。いままで朝起きるのが苦手、運動が苦手と思っていた自分が朝早くジャージに着替えて早足で歩いている。背筋を伸ばして早足で歩いている姿が店のショーウインドウに映ったときに「スミス先生って、すげー！」とまた唱えたくなった。三日坊主にならずに歩き続けている自分がいた。

「スミス先生って、すげー！」

ウォーキングだけじゃ物足りなくなって、ロードバイクに乗りたくなった。いつもだったらこんなときにはケチって安い自転車を買ってしまって、後で後悔するんだよな！　と不安に思ったときに「スミス先生って、すげー！」を唱えてみたら、その店でけっこういい自転車をいつの間にか購入していた。

その新しい自転車で通勤をするようになった。すると、いつの間にか部下が自分のそばに寄ってくるようになって、仕事のことを事前に相談されるように変わっていった。まるで自分の周りにあった壁が取っ払われたように、風通しがよくなった感覚があり、部下が自分の周りを行き来するようになっていた。仕事をしていて、初めてチームワークが感じられるようになっていた。

「スミス先生って、すげー！」

ひさしぶりの検診でスミス先生は男性の姿を見てびっくり！

「え！　どうやってお痩せになったんですか？」と聞かれたが「スミス先生って、すげー！」を唱えていたからですとは言えずに「自転車に乗るようになったからです！」と元気よく答えてみた。

「ほー！　私と一緒ですね～！」と先生も嬉しそうだった。

「え！　先生も自転車に乗っているんですか？」とちょっとびっくりして、聞いてみた。
スミス先生は「以前は私も太っていたんで自転車を始めて、いまじゃ、自転車にはまってしまって○○のメーカーのものをこの前買ったんですよ！」と嬉しそうに言った。

こんなにたくましい感じの先生が以前は太っていたというのも驚いたが、それよりも「え！　先生、私もそのメーカーのを買ったんですよ！」と先生も同じマニアックな自転車を購入していたことを聞いてびっくり。スミス先生から「型番は？」と聞かれて、まったく同じだったので２人で思わず叫んで握手をしてしまった。

２人であまりにも大きな声を出してしまったので、カーテン越しに看護師さんが「チッ！」と舌打ちをした。スミス先生は小声で「今度、みんなと一緒に自転車でツーリングに行きませんか？」と誘ってくれた。

「シャー！」という自転車のチェーンが回る音とともに頬に爽やかな風を受けながら、みんなと一緒に自転車を漕いでいる。みんなと同じリズムでペダルを踏みながら走っていると、そよいでくる風と一体になっている感覚がそこにあった。風と一体になっているのか、一緒に走っているみんなと一体になっているのかはわからない。前を走る人たちの自転車から響いてくる「シャー！」という音を聞きながら、心地よい一体感をそこで感じていた。

そんなことを男性は嬉しそうに話した。その話を聞きながら、私もいつの間にか目の前にいる男性と不思議と心地よい一体感を感じていた。男性が感じていたであろう爽やかな風を頬に感じながら。

スイッチオフで一体感を得る

特徴的な遺伝子のスイッチが入っていると「太っている」と自覚ができない、というのは興味深い現象だった。いくら健康診断で「あなたの体脂肪率は○○%で肥満状態を示しています」と言われても、「そんなこと、わかっていますよ！」と言いながら、実際には肥満の自覚を持てない。「スミス先生って、すげー！」でスイッチをオフにしたら「俺って、太ってる！」と初めて現実の姿が見えてくる。「このままだとヤバイ！」と自覚が持てるようになって自然と行動できてしまう。

ある高血圧の方に「コーヒーは血圧に影響するから飲まない方がいいですよ」と伝えた。高血圧を起こす特徴的な遺伝子があって、その症状はコーヒーによって血圧が上がるという仮説があったから「やめた方がいい」となった。

その方は「わかった！　わかった！　これからは水を飲むよ！」と言いながら、次に会ったときに、またコーヒーのカップを手にしていた。特徴的な遺伝子はおもしろいように人を盲目にする。自覚が持てないから「ちょっとぐらい大丈夫だろう」と手を出してしまう。医者からこのままの血圧だと脳血管の問題が生じますよと言われているのに「高血圧」という話だけがまったく自覚できない。それが興味深い。「私は選ばれた人間で人々は私のことを狙っている」というような妄想系の症状の方に「それはあなたの妄想ですよ」と言っても、病識がないから「あんたは何を馬鹿なことを言っているんだ！　お前もあいつらの手先だな！」となるのは以前から知っていた（病識＝病気であるという認識）。病識がないから「妄想をコントロールするお薬を飲みましょう」と言われても飲むことができず、症状がどんどん進行してしまう場合が多い。

片づけができない遺伝子のスイッチが入ってしまうと「自分の部屋は汚いんです」と言いながらも片づけられない。特徴的な遺伝子で「汚い」と言いながらも「汚い」という自覚が持てない。たぶんその遺伝子で見え方が違ってしまう、と考えられる。みんな「自分が見ているものは、他の人も同じように見えている」と思っている。でも実際は、遺伝子の特徴があると他の人とはまったく違うように見ている。

ある女性が蛍光灯の照明がある部屋に入ったときに「この部屋はチカチカして気持ち悪くなる」と言い、「何を変なことを言っているんだ！」と思ったことがあった。でも、よくよく調べてみると、発達障害の特徴的な遺伝子を持っていると、蛍光灯のフリッカーが見えてしまう、という記事が出てきた。蛍光灯は50Hzで使ったときには一秒間に100回の点滅を繰り返しているのだが、その点滅が見えてしまう、というのだ。普通の人では見えない蛍光灯の点滅が発達障害の遺伝子がオンになっていると見えてしまう。でも、一般の人は見えないから「何を馬鹿なことを言っているんだ!」となる。

ゴミ溜のような部屋に芸術を感じたり、蛍光灯の点滅を認識できることはもしかしたら大切なことなのかもしれない。だから無理にこれらの遺伝子のスイッチをオフにする必要はないと思う。

ただ問題は、実際は見えているのに、周りには見えていないので「おかしな人」という扱いを受けてしまうこと。おかしな人扱いを受けてしまうから「自分は一生一体感は得られないのでは?」と思ってしまう。

「○○さんって、すげー!」と唱えて特徴的な遺伝子のスイッチをオフにしてみると「あれ? 自分の見え方がおかしかったんだ!」と気がつく。ものが散乱している部屋がリアルに見えて「片付けよう! ゴミを捨てちゃおう!」と自動的に行動できるようになる。それまでは特徴的な遺伝子のせいでゴミがものすごく大切なものに見えていた。オフにして見ると「汚いから捨てちゃおう!」と見ることができて、そして捨ててみると「気持ちがいい!」となる。

ゴミがなくなると人を部屋に呼びたくなる。友達が来てくれて、部屋がきれいだと褒められると、ものすごく嬉しい気持ちになる。特徴的な遺伝子がオフになると周囲の人たちと一体感を感じられて、それが妙に心地いい。

特徴的な遺伝子がオンになっていると「蛍光灯のチカチカが見える自分の能力は大切なもの」と思

えてしまうが、いったんオフにしてみると「あの感覚はけっこう辛かった！」となる。だって、それがあったから目がチカチカしていてみんなの話に集中できなくてみんなの輪に入ることができなかった。特徴的な遺伝子をオフにしてみると、これまで感じたことがなかった心地よい一体感と安心感が得られる。それがものすごく大切に思えるようになるから不思議である。

唱えてホルモン仮説の誕生

科学が進んだいま、遺伝子の解明がどんどん進んで〝遺伝子治療〟にも注目が集まっている。遺伝子なんて、唱えただけで変わるはずないじゃない！　と考えるのは当然のことである。けれども宗教を熱心にやっている人たちは〝唱える〟意味を感じているから、毎日、決まった時間に同じ文言を唱えている。信じている人たちにとっては意味があることで、それを行う人たちにとっては一定の効果がそこにはある。

〝唱える〟に興味を持ったのは、ストレス刺激検査をやるようになってからである。唾液をチップに採取して機械に入れると現在のストレス値が「ピッ！」と出てくる。オムロン製で、画期的な機械だな！　と思っていた。以前は結果が出るまでに1週間はかかっていたので、1分以内で出てくる結果にものすごく興味を持った。

私の専門は〝トラウマ〟である。心に傷を負った人がストレスに対して的確に反応できなくなり、ストレスがどんどん脳内に蓄積されて眠れなくなったり、思うように動けなくなってしまう、という症状を治療してきた。

「ストレスに的確に反応する」というのは、ストレス刺激を受けたときに、その場で的確に逃げたり戦ったりの反応ができることである。トラウマを受けてしまった人は、ストレス刺激に曝されたときに、ストレスホルモンが上がらずに下がってしまって、的確に反応できなくなってしまう。

たとえば、道を歩いていて、前から危なそうな人が歩いてきたとする。健康な人だったら、考える前に進路がいつの間にか変わっていて、違う方向に歩いていく。ストレス刺激に対して考えることなく自動的に身体が反応して危険を回避する。

トラウマを受けてしまった人は「あれ？　あの人、危なそうな人だけど大丈夫かな？」と考えてしまう。「ここで私が避けたら相手が気分を害して追いかけてくるかもしれないし」と次から次へと考え始める。そして、だんだんと危ない人との距離が縮まっていく。「何か嫌な予感！」と思いながらも、近づいていくことをやめない。

そして「おい！　お前！」と危なそうな人から声をかけられたときに固まってしまう。危ない人から「いま、何時なんだよ！」と聞かれたときは、頭の中では「ただ、時間を聞かれただけなんだ」と思うのだが、言葉が出てこない。口がアワアワしてしまう。震えそうな手を押さえながら一生懸命に時計を見て「3時50分　です　です　けど！」と妙な感じで答える。危ない人が「チッ！」と言いながら去った後に、ものすごい怒りが湧いてくる。

「あいつ、教えてやったのにお礼も言わないで去っていきやがった！」と頭の中で怒りまくる。そして、その怒りが収まらなくなって、夜も眠れなくなる。

こんな状態がトラウマの人の日常だったりする。

ストレス刺激に対してその場で反応できず、後からストレスホルモンが急上昇して下がらなくなってしまう、という仮説がここにある。

それを唾液採取のストレスレベルチェックで検査してみた。サッカー場で使う「ホーン！」という爆音を鳴らすエアホーンで１０８dBの音を３秒間聞いてもらった後にストレスの値が上がるかどうかをチェックした。

安静時のストレスレベルと、爆音直後のストレスレベルをチェックして、みごとに私のストレスのレベルは上がらず「やっぱりな！」と思ってショックを受けた。何度も検査をしてみたが私はストレスに対してトラウマの人と同様、適切に反応していなかった。

「どうやったらこれを適切な反応にさせることができるのだろう？」と考えた。ジョギングをしているときに、この問題をずっと考えていて、ある坂道を走っていたときに「そうだ！　ストレスホルモンの名前を唱えて分泌させちゃえばいいじゃない！」と思いつき、さっそく実験してみた。

「アドレナリンの分泌」×7を頭の中で走りながら唱えてみた。

すると、急激に心拍数が上がって、筋肉がものすごく激しく動く。目の前を走っている人たちをごぼう抜きにして「ダー！」っと駆け抜けていく。

「すげ～！」

坂道を上り終えたときには、心臓が口から飛び出るぐらいバクバクしていた。

「ハー！　ハー！」と息を吐きながら「すげー！」を連発していた。

「唱えてホルモンって分泌できるの？」という新しい仮説がここに立った。

ホルモンから「○○さんって、すげー！」に

唱えてホルモンの仮説で興味深かったのは、ホルモンの意味を知らなくても効いたことである。たとえば頻尿の男性に、「バソプレシンの分泌」と7回唱えてください、とお願いしただけで尿意がピタ

りと治まった。催眠をある程度知っている人は「暗示でしょ！」と思われるかもしれないが、バソプレシンという言葉の意味（抗利尿ホルモン）は説明していないのである。

ある小学生が「運動の前にお腹が痛くなってしまう」ということで母親に連れられて相談にきた。体操など苦手意識があって嫌なことをやるときに、お腹が痛くなるようであった。

まず退行症状（ストレスで赤ちゃん返りをして甘えてしまう症状）を疑い「オキシトシンの分泌」を試して棄却され、消化管ホルモンの問題を疑い「CCKの分泌」を試して棄却され、成長ホルモンの問題かと「GHの分泌」を試して棄却され、ということを繰り返し、最後にインスリン様成長因子にかかわる「IGFsの分泌」を試したとき、お腹の痛みはなくなった。

ホルモンの知識がなくても唱えただけで変化が起こるのである。しかし、ホルモンの名前は、その人の症状に的確にフィットしなければ唱えても何の効果も得られないので、それを探し出す必要がある。ひとつひとつのホルモンを探して的確に分泌させるのは難しいので、そのホルモンの分泌を乱している遺伝子のスイッチをオフにしてしまう、というのが「○○さんって、すげー！」という方法である。

いちいちホルモンの名前を探して唱えるよりも、いっぺんに、特徴的な遺伝子のスイッチをオフにしてしまった方が手っ取り早いし、これは古くからあった信憑性がある手法のエッセンスだけを取り出した手法なのだ。

お師匠さんを尊敬してマネをし続けているうちに、不器用だった弟子はいつしか師匠の技を超えて素晴らしい作品を作り出す、というようなストーリーがいくつもある。

生まれ持った遺伝子的には師匠と違っていても、尊敬してマネをし続けることで、不器用な手先の遺伝子のスイッチはオフになり、巧みの技を編み出す素晴らしい手先へと変化していく。

〝尊敬〟と〝マネ〟が困難な時代になったので、ここでは〝尊敬〟とか〝マネ〟とかを全部省いてしまった。一度失ってしまった〝尊敬〟という美しい文化を再び取り戻すのは困難だからそれらを省いて、純粋に〝遺伝子のスイッチ〟をオフにするエッセンスだけをとったのが「○○さんって、すげー！」である。

小学生がホルモンの名前の意味を知らなくても唱えただけで症状を変化させることができた。それと同じように、特徴的な遺伝子を特定したり、ホルモンを解析しなくても、トラブルのときに「○○さんって、すげー！」と唱えるだけで特徴的な遺伝子がオフになって、適切なホルモンが分泌され、その場で的確な行動ができるようになり、周囲との一体感が感じられるようになってくる。「周囲との一体感！」これを体験してみるとものすごくおもしろい。ここに人が追い求めている本質があるような気がしている。

ダメ出しの遺伝子で頭痛

ある女性が職場で「頭痛がして息苦しくなる！」とカウンセリングにきた。

女性は優秀な販売員で会社の中でも一目置かれていたのに、なぜか突然頭が痛くなって息苦しくなり休職してしまった。原因はダメ出しであった。

女性は頭の中で、職場の人たちへのダメ出しが止まらなくなっていた。椅子の座り方、上司の顔を触る癖や、同僚の香水の臭いなどが気になって、その度に頭の中でダメ出しをしていた。ダメ出しが次から次へと湧いてきて、常にイライラした状態で頭痛が起きていた。

これは遺伝子の特徴なのだけど、本人にとっては呼吸をするようにダメ出しをしていたので、カウンセラーから「何がきっかけで頭が痛くなっているんですか？」と聞かれてもまったく自覚がなかったのである。

よくよく聞いてみると、女性の祖母も一度口を開けば人に対してのダメ出ししか出てこなくて、近所からも親戚一同からも煙たがられている存在であることがわかった。

「なるほど！」と思った。

高齢になればなるほど「尊敬できる人」が少なくなるから、特徴的な遺伝子のスイッチが入って症状が目立つようになる。ダメ出しの遺伝子のスイッチが入ると、尊敬できる人なんていなくなってしまう。だから余計にさまざまな特徴的な遺伝子のスイッチが入って、それによって苦しめられていたのでは？　という仮説を立てた。

そこで女性に「○○さんって、すげー！」を唱えてもらうことにした。

「尊敬できる人」を聞いても、遺伝子の特徴から「そんな人はいません」となるから「ターゲットは誰でもいいですから、頭痛が起きそうになったら、1人定めて唱えてみてください」とお願いしてみた。

すると女性は頭痛を訴えなくなった。

「今度は素敵な男性と付き合えるようにしてください！」と言われ、思わず「ハイ！」と答えてしまった。

嫌悪が遺伝子のスイッチオンの鍵

ここまで読んで、鋭い人はこう思うかもしれない。

「もし、尊敬してマネをし続けていたらマネした相手の悪癖の遺伝子もオンになってしまうのでは？」と。

夫婦が長年一緒に暮らしているとお互いの顔が似てきたりする。それって、何かが変化しているのだと考えられる。それを考えると遺伝子ってそんなに難しいものじゃないのかも？　と考えたりする。

誰かを尊敬して遺伝子レベルで変化が起きるのだったら、気がつかないうちに相手の変なところまでマネてしまって周囲からひんしゅくを買ってしまうのでは？　という心配も湧いてくる。その可能性も考えられなくはない。でも、知らず知らずのうちに悪癖が身に付くとしたら〝尊敬〟とは別のところに原因がある。それは特定の相手を嫌悪することである。

ある特定の遺伝子の人は「○○さんって、すげー！」と唱えたら、違う人をターゲットにして「△△さんって、まったくダメだよね！」と対比の対象を作ってしまう。

このタイプの人はAさんから意見を聞いて、そしてBさんの意見を聞いて「私はBさんの方が正しいと思う」とする。常に何かと比べて、一つは間違っていて一つは正解、ということを求めてしまう遺伝子である。

そして興味深いのは、誰かを間違っていると定めて相手の存在を嫌悪すればするほど、その嫌悪した相手の悪癖がいつの間にか自分のものになっているということ。遺伝子レベルの転移なのでいつの間にか「嫌なんだけど止められない！」となってしまう。

一番わかりやすい例は、親から虐待された人が自分の子どもを虐待してしまう現象である。あんなに嫌っていた親と同じ行動をしてしまうのは、親から遺伝子を受け継いでいるだけじゃなくて親を「嫌悪」すればするほど〝尊敬〟とは逆の特徴的な遺伝子のスイッチオン！　が起きてしまう、と考える。同族嫌悪じゃないが、自分と同じ特徴を持った人をさらに嫌悪してしまうから、嫌悪する度に特徴的な遺伝子のスイッチがオンになり悪循環が止まらなくなってしまう。鏡を見たら、いつの間にか自分が一番恐れていたあの人と同じ顔になっていた「ぎゃ〜！」。

そんな呪いのような悪循環を解消してみせてくれたのは、吉川英治先生の『宮本武蔵』ではないだろうか？

武蔵は父親から虐待され、やがて自分も暴力的な人間になり、皆から蔑まれる存在へと落ちていった。「戦士の遺伝子」がオンになって、殺気立って、向かって来る者を次々となぎ倒し、野獣と化していく。そんなとき武蔵は沢庵和尚に捕獲され高い木の上に吊るされる。吊るされて、夜空を仰ぎ見たとき、そこには満天の星空が広がっていた。

無数の星を眺めていると、そこに吸い込まれていくような感覚がある。そのとき「己の存在は小さい！」と初めて自覚する。

この「己の存在は小さい！」というのは「自信がない」とは意味が違う。武蔵は後に、この「己の存在は小さい！」と「自信がない」との明確な違いを一言で表現した。その言葉が「我以外皆我師」

だった。それは「自信がない」を連発していながら、心の中で人を批判し続けていた私には衝撃的な言葉だった。

スイッチオフで本来の自分に戻る

武蔵の場合〝己の小ささ〟を自覚したときに「我以外皆我師」として、すべての人に対して〝尊敬の念〟が持てたのかもしれない。すべての人に〝尊敬の念〟を持つことで、武蔵の特徴的な遺伝子のスイッチはオフになっていき、人々の心をつかむ人間へと変化していった、と考えると非常に興味深い。

ここで話を戻すが、〝自信がない人〟は「自分が尊敬できる人」を探すと「あの人は尊敬できないけど、この人は尊敬できるかもしれない」といった比較対象を作る傾向がある。「あの人のあの部分は尊敬できるけど、あそこはな〜！」と自信のない人は言う。自信がないのに優劣をつけてしまう。自信がないと言いながら、心の中で相手に対してダメ出しをしてしまう。

このように比較対象を作って「あの人のあの部分は尊敬できない」としたとき、実はそれが無意識のうちに自分の特徴的な遺伝子を指して「尊敬できない」と言ってしまっている。そして「尊敬できない」と断言した時点でその特徴的な遺伝子がオンになって、知らず知らずのうちに、尊敬できない人と同じような醜いことをやってしまう。でも、特徴的な遺伝子のスイッチが入ってしまっているので醜いことをやっている自覚がない。

肥満の遺伝子がオンになっていると「自分が太っている」という自覚がないのと同じで、スイッチが入ってしまったら己の姿が見えなくなってしまう。

武蔵の場合「我以外皆我師」なので、比較対象を作ることがない。「あの人はダメ」とか「あの人のあの部分がダメ！」と否定することがない。さらに「皆我師」として尊敬してしまうから特徴的な遺伝子のスイッチが片っ端からオフになり〝無敵の剣士〟になったと考える。

だから「○○さんって、すげー！」をやる対象は「誰でもいい！」のである。この「すげー！」のベースには宮本武蔵の「我以外皆我師」がある。

ランダムにターゲットを絞って「○○さんって、すげー！」を唱えてみると、その人の世界が見えてきて、だんだん「本当にすげー！」と思えてきたりする。その「すげー！」と思えたときに、自分の特徴的な遺伝子のスイッチがオフになり、そこで周囲と一体感が得られるようになる。

そして、もっと一体感を得たくなり、「すげー！」の対象を他の人に変えてみる。すると、新たなる人の中の「すげー！」を体感できたときに、もう一つの遺伝子のスイッチがオフになり、さらに周囲との一体感が深まっていく、という仕組みになっている。

どんどん尊敬できる人の素晴らしさを吸収する、というよりも「すげー！」で自分の特徴的な遺伝子のスイッチをオフにして、本来の自分の姿に戻っていくだけ。本来の自分の姿に戻ったとき、本当に求めていた〝一体感〟がそこにある。

もしかして、この〝一体感〟は、あの武蔵が見ていた風景じゃないか？　とフッと思ったときに、身体の中からじんわりと熱いものがこみ上げてくる。すると何だか「○○さんって、すげー！」を唱えるのが楽しくなってくる。なぜなら、武蔵が見ていたであろうその先が見たくなってきたから。

正面を向けば一対一

人に対して不快感や怒りを感じるのは、特徴的な遺伝子がオンになっているときなのである。だからそのときに「○○さんって、すげー！」を唱えて、特徴的な遺伝子のスイッチをオフにしちゃえば、本来の美しい自分の姿に戻ることができる。

道を歩いているときに、人の視線を不快と感じたり、挨拶一つで「ムカっ！」ときたりする。人の視線で脳内に電気発射が起きる遺伝子のＣＡＳＫがオンになっていたり、無作法な人を見ると電気発射が起きる遺伝子であるＭＴ－ＴＨのスイッチがオンになっていたりするから「ムカっ！」となるのだ。

そんなときに「○○さんって、すげー！」を唱えるとよい。何の遺伝子のスイッチが入っているかなんて考える必要がない。「○○さんって、すげー！」を唱えちゃえば、特徴的な遺伝子のスイッチを、〝尊敬〟でオフにしてくれる。

「○○さんって、すげー！」と唱える、と思ったときに、ある剣豪の言葉を思い出す。

剣豪が一人で数十人の敵と戦った後に「大勢に囲まれてどうやって戦ったんですか？」と聞かれた。すると剣豪は「どんなに囲まれても、正面を向けば一対一」と答えた。たくさんの敵に囲まれていても、正面を向いた相手は一人なので一対一である。それを倒していけばいい、という話である。

正面にいる相手は一人であるから、その一人に対して「○○さんって、すげー！」と唱える。それは相手を倒しているようで、実は自分の特徴的な遺伝子を倒しているのである。自分を孤立させる複数の特徴的な遺伝子を目の前の人を通じて、一本一本倒していく。そんなイメージで電車の中でも「このおじさんって、すげー！」と唱えてみる。すると、感覚過敏の遺伝子のスイッチがオフになり、おじさんの存在が気にならなくなり、周囲の風景がきれいに見えてくる。目の前のおじさんが敵！と思っていたのは、特徴的な遺伝子のスイッチがオンになっていたからだと実感できる瞬間である。

「己の敵は己の中にある」と剣豪が言っていたが、特徴的な遺伝子のスイッチがオフになれば、敵がいなくなる。目の前の人を使って、スイッチをオフにしていけば、本当の自分で生きられるのだ。

考えないで唱えるだけ

アルコール依存症の家庭で育った子どもや機能不全の家族で育った子どもたちは、他の人と同じになったり、仲間になったりすることができなくなり、常に惨めさと怒りにまみれて生きるようになってしまうという特徴がある。

専門家は「幼少期から家庭内で修羅場を体験することで、それがまるで戦争トラウマを負った兵士たちの〝心の傷〟のようになり、一般社会で適応できなくなってしまう」と分析したりする。

ここで改めてその理由を考えると、ものすごく単純な答えが見つかってしまう。

それは「幼少期から尊敬するものを失ってしまうから、特徴的な遺伝子がオンになって周囲との一体感が得られなくなるので社会適応が難しくなる」という答えである。

アルコール依存症の父親を持った子どもは、幼い頃から、愛する母親を困らせている父親を軽蔑してしまう。母親の愚痴をきっかけに「大人である父親を批判する」という習慣と「父親のようにはなるまい」という反面教師的な生き方をするようになる。すると自動的に周囲の大人に対する〝尊敬〟を欠くことになり、特徴的な遺伝子のスイッチが次から次へとオンになってしまう。

機能不全の家庭で育って、姑関係で情緒不安定な母親のご機嫌を取るような子どもになって、母親から殴られる度に「自分はこんな親にはなるまい！」と母親を反面教師にしたら、やっぱり〝尊敬〟を欠くので特徴的な遺伝子がオンになって、突然、ちょっとしたことで「イライラ！」となっていつの間にか子どもを怒鳴りつけて泣かせてしまっていた。

「あんな母親のような存在になるのは嫌だ！」と思えば思うほど〝尊敬〟を欠くので、子どものちょっとした仕草やわがままで「プッチン！」と切れて、いつの間にか引っぱたいている。

こうして書いてみると「特徴的な遺伝子をオフにするためには謙虚に生きなければいけないのでは？」と難しいことを考えてしまうが、そこに罠がある。

特徴的な遺伝子がオンのまま、謙虚さを演じてもストレスが溜まるだけになる。ストレスが溜まるとは、脳内で何度も電気発射を起こして、脳に電気を帯電してしまい、やがてそれが大発作を引き起こして、謙虚さとは真逆の人格に変容してしまう。まるでジキルとハイドのように、あるときは謙虚で控えめな人物だと思ったら、突然、破壊的な人格へと変容してしまうのは脳に帯電した電気のせいだったりする。

正しい生き方をしていないから自分のコントロールができないのではない。特徴的な遺伝子のスイッチがオンになっているだけ。そのスイッチをオフにしてしまえばそれまでとはまったく違った世界が見えてくる。

その特徴的な遺伝子のオフの仕方は「○○さんって、すげー！」だけ。言葉を頭の中で発することで、言葉が〝尊敬〟の状態を自動的に作り出し、特徴的な遺伝子のスイッチをオフにしてくれる。「謙虚にならなければ」とか「相手を尊敬しなければ」なんて頭で考える必要はまったくない。考えないで唱えるだけで自動的にスイッチがオフになり「あー！　自分の意志の問題じゃなかったんだ～！」ということに気がつく。

オフになると「自分は特徴的な遺伝子に自由を奪われていただけなんだ～！」と見えてくるからおもしろい。何一つ責める必要がない世界がそこに広がっている。

第3章　特徴的な遺伝子を特定してスイッチオフしてみる

爆発的な怒りは電気発射のせい

ある男性が「肝心な場面で身体が固まってしまって自由に動けなくなり、頭が真っ白になって思っていることを相手に伝えられなくなるんです！」という。

その状況を聞いてみると、職場で女性のお客さんからヒステリックに怒鳴りつけられてから、女性の不機嫌な声のトーンで固まって動けなくなってしまう、ということだった。

普通のカウンセリングだったら「その女性のお客さんに怒鳴りつけられたことがトラウマになったんですね」という話の展開になるが、特徴的な遺伝子が背後に隠れているかもしれないと考え、探ってみることにした。

女性の金切り声で身体が固まって頭が真っ白になり、どもって言葉が出なくなり、気がつくと、さらに女性を怒らすような発言をしていたという。そこで「ＧＡＢＲＡ１（ギャブラ１）の還元」と唱えてもらった（還元＝特徴的な遺伝子のスイッチを元に戻すコマンド）。

唱え終わった男性は「なんですか、これは！　これまでと違う！」と言った。

「やっぱりわかるんだ！」と内心怖くなった。

それまでいくつもの違う種類の遺伝子を唱えてもらっていたのに、本命の遺伝子に変えたのがはっきりとわかったようで「これは楽になるのかも？」と言われた。

やっぱり、女性のヒステリックな声にはＧＡＢＲＡ１なのか！

ＧＡＢＲＡ１とはミオクローヌスてんかんに関係する遺伝子である。ミオクローヌスてんかんの特徴は、一般に知られている昼間に意識を失って倒れてしまうてんかんとは違って、夜中に手足の筋肉が痙攣を起こして、睡眠パターンが乱れてしまう。睡眠パターンが乱れるとさらに発作が起きやすくなるので、さらに睡眠が取れなくなるもの。

以前、この特徴を持っているアスペルガー障害の疑いをかけられた男性が、お母さんのお世話をしているときに突然、お母さんの具合が悪くなった。そのとき、それまで優しくお母さんの手を取って世話をしていた男性がお母さんに殴る蹴るの暴行を振るって、そのときの記憶がすっぽり抜けていた、という話を聞いた。

それがこのケースのカウンセリングのときに思い出されて、ミオクローヌスてんかんの遺伝子である「ＧＡＢＲＡ１の還元」が頭に浮かんできた。

もしかしたら、女性の不安定な声や表情で脳内の発作が起きるのかも？　と仮説を立てた。

脳内で発作が起きると、脳の一部の神経細胞が異常な電気活動（電気発射）を起こす。その電気発射が起きる脳の部位によって症状が違ってくるのだが、この男性の場合は、電気発射が起きるとはじめに言葉が出にくくなって、身体が固まって、手足がぴくぴくして、そして相手を怒らせるような発言をしてしまうのが特徴になる。

電気発射の発作が起きるきっかけは、人によっては光のチカチカだったりするから、最近ではテレビでも「ご注意ください」と注意書きが出る。でも光のチカチカじゃなくて、女性の声や不安定な感情で発作が出るとしたら、という仮説を立てた。

男性に「GABRA1の還元」と7回頭の中で目を開けながら唱えてもらった。すると、それまでの身体の硬直がなくなり、手足のぴくぴくが治まった。

実際に感情の不安定な女性と対面する前に「GABRA1の還元」と唱えてから話をすると、それまでその男性と会話をすると必ずキレていた相手の女性が穏やかに話すようになっていた。後になって男性は、それまで記憶から抜けていたことを思い出す。

「あれ？　以前は自分って相手の女性を怒らせるようなことを言ってしまっていた！」ということを。

男性と接触する前に「また、こいつ、余計なことを言うんだろうな！」と、相手の女性は既にイライラしている。すると、そのイライラで男性の脳内では電気発射が起きて、身体が硬直して、言語野の異常が起きて「言ってはいけない！」と抑えている言葉だけがスラスラと口から出てきて女性を怒らせる。女性が怒れば怒るほど発作が酷くなるから、そのときの記憶も抜けてしまう。記憶が抜けちゃうから学習がない、という悪循環を生み出していたと考えられた。

その悪循環が徐々になくなっていった。男性の認識では「あまり、女性の前で緊張しなくなった」

と感動のないリアクションだった。なぜなら発作時の記憶は電気発射で断片化して「いかに酷かったか！」の記憶が抜けてしまっていたから。けれども周りの女性たちの男性に対する態度は確実に変わっていた。男性を取り囲む環境が変わっていった。

発作で人格が変わる

「女性の前で固まってしまうんです！」という訴えがあったら以前は、「女性恐怖や対人恐怖があるのかな？」とか「幼少期に母親から虐待をされたのかな？」と仮説を立て、トラウマの部分を掘り下げたり、認知行動療法や暴露療法をやったりしていた。けれども何か違うとずっと疑問に思っていた。

何かの拍子に突然、女性に対して馴れ馴れしく接して距離感が保てなくなったり、そうかと思うと同じ女性に怯えて、今度は攻撃的になってしまう。まるで、トランプの絵札を次々とめくっているように、コロコロと態度が変わって、その度に距離が縮まり過ぎたり、遠ざけ過ぎたり、と極端になってしまう。

それが「発作から起きている」なんて考えたこともなかった。さらにその発作は、女性の不機嫌な態度、表情、声のトーンなどがきっかけで、身体や思考が固まってしまうだけじゃなく、さらに「やってはいけない」、「言ってはいけない」ことを逆にやってしまうのも電気発射なので、本人は考えてそれをやっているわけじゃないのである。ある家庭内暴力のケースは、まさにこれだった。

旦那が仕事から帰ってきたとき、奥さんは廊下に脱ぎ捨てられた旦那の靴下を見ると不機嫌な顔になる。その瞬間に旦那の脳内で電気発射が起きて、それまで鼻をほじりながら新聞を読んでいたのに「何なんだ！　そのお前の態度は！」とチンピラのようにブチ切れる。

「お前はいつも、そんな不機嫌な態度を取って俺様を何だと思っているんだ！」と怒鳴りつける。暴君の降臨である。奥さんが反論すると夜中まで怒鳴り声が続き、皿の割れる音が響き渡る。

そんな旦那さんが相談室にいらっしゃると「はあ、すみません、フウ」と借りてきた猫のようになる。旦那さんを見ていると、家でそんな暴言を吐く人には見えないから、普通の人は「奥さんがよっぽどの態度を取っているんじゃない？」と疑ってしまう。一昔前の一般的なカウンセリングでも「奥さんの旦那さんに対する接し方が問題なんじゃないの？」と言われていた。

でも、カウンセリングのときに、旦那さんと奥さんを一緒に部屋に入れて、奥さんに旦那さん関連の質問を振って奥さんに不機嫌になっていただくと、その瞬間に旦那さんの頭の中で「カチッ！」とスイッチが入った音が聞こえるような感じで〝イライラ〟とする。そして、さっきまで「はあー」と溜め息をついていた口から「ちっ！」と舌打ちをする音が聞こえてくる。

「あれ？　さっきまであんなにオドオドしていたのに！」と、このケースの場合はものすごくわかりやすかった。

「ハイ旦那さん！　いま、どんな気持ちですか？」とできるだけ笑顔で尋ねてみるが、旦那さんは殺気立っており「はい？　あんた何を言っているの？」と不機嫌な態度で聞き返してくる。背中にお絵描きがしてある方と一緒に温泉に入ったときの緊張感が思い出されてきた。

「おーい！　さっきまでのオドオドした旦那さんよ～！　帰ってきてくれ～！」

そんなイライラしている旦那さんに「GABRA1の還元」と唱えていただく。

「お願い！　効いて頂戴！」と唱えている間、私は頭の中で手を合わせている。

7回唱え終わると、さっきまでの殺気は消え、「あれ、何これ？」という感じで旦那さんはきょろきょろしている。

「あれ？　いま、自分は何をやっていたんでしたっけ？」と聞かれてホッとする。

旦那さんの人格変容が発作からくる仮説の説明をしているときに、奥さんが横から「あ、そういえばあなた、夜中によく足が痙攣《けいれん》していることがあるわよ！」と言う。

旦那さんは笑顔で「だから、俺、足が攣《つ》りやすいんだ！」と、妙に〝発作のストーリー〟に納得がいった様子だった。

私の方はあくまで仮説として検証しているだけなのだが、「本当にあったんだ！　夜中の発作が！」

とわかったら嬉しくなった。

「ＧＡＢＲＡ１の還元」と旦那さんに唱えてもらうと、奥さんに対する暴力的な態度はなくなって、家庭内の緊張は下がっていった。

その変化は同時にこれまでの心理学の仮説を立て直す必要性を示すものでもあるので、手放しで喜ぶことができなかった。

眩しく輝く姿

家庭内暴力（ＤＶ）には「怒りのコントロールの問題」とか、お互いがお互いの感情に依存し合ってしまう「共依存の問題」などの仮説を立てながらカウンセリングを進めてきた。その仮説を元に治療を進めて暴力がなくなることもあるが、「本質的な問題は解決していない」と感じていた。ここでの「本質的な問題」というのは〝一体感〟である。

「再び暴力を振るったら離婚」などの条件づけのおかげで「暴力を振るわないようにしよう」となっているから、夫婦間には常に一定の緊張感がある。その緊張感のおかげで脳内の電気発射が抑制されているだけで、その緊張感がなくなれば、再び「ドッカーン！」となってしまう。「通じ合えている一体感」はその夫婦には存在しない。

たとえ〝暴力〟という発作を「離婚」という条件づけで止めたとしても、妻の不機嫌な表情で夫の脳には電気発射の発作が頻繁に起こり、ある一定の帯電状態になると、夫は別人格になり、他の女性に手を出してしまう発作が起きたりする。以前は暴力で放電していたのを、今度は〝浮気〟で放電しようとする。

ＧＡＢＲＡ１の特徴を持っている男性に、妻や他の人の不機嫌な感情を察知したときに「ＧＡＢＲＡ１の還元」と目を開けたまま、頭の中で唱えてもらうと、あの緊張感がなくなって妻に寄り添う形になった。

それまでは、子どものことを放ったらかしにして浮気に走る男性だったのに、それが一切なくなり、子どもに対してものすごく優しくなり、男性が無邪気に子どもと遊ぶ姿はものすごく美しかった。その姿を見たときに「浮気男、ダメ男の言い訳」という仮説はみごとに打ち崩されて、そこに自分の〝無知〟という衝撃的な事実が浮かび上がってきた。

「浮気男、ダメ男」と判断していた男性はＧＡＢＲＡ１のおかげで脳内で電気発射を起こして帯電して、それを爆発させたり、別人格に変容させられていただけ、となる。

この仮説を決定づけたのは、旦那と子どもたちは〝一体感〟を感じていたのだが、奥さんは相変わらずネガティブな発言ばかりしていたこと。

いまはすっかりなくなった浮気や暴力の問題を引っ張りだして、旦那さんを不機嫌にさせていた。

「あれ？　奥さんにも旦那さんと同じ遺伝子セットがあるのかも？」と仮説を立てた。

そこで奥さんにも「GABRA1の還元」と唱えてもらった。すると「浮気なんてどうでもいいや！」と思えるようになったと言った。

旦那さんはびっくりして「え？　浮気してもいいの？」とアホな発言をしたが、奥さんは動じずに「うん！」と言った。なになに？　奥さんにもGABRA1の問題があったの？　とびっくりした。そのとき、この夫婦のDVのからくりが見えてきた。

旦那さんがちょっとでも不機嫌になると、GABRA1を持つ奥さんの脳でも電気発射が起こっていた。その奥さんの状態が旦那さんから見たら〝不機嫌〟に見えるから、旦那さんの脳内でも電気発射が起きて〝暴力〟になる。すると奥さんの脳でもますます発作が起きて「軽蔑の態度」になったり、言ってはいけないことを言って、旦那さんの電気発射を増幅させていた。2人のGABRA1の発作の悪循環でDV問題が作られていた。

奥さんにもGABRA1を唱えてもらうことで、求めていた〝一体感〟が旦那さんとの関係でも見られるようになった。2人が一緒にいるときに会話があまり必要なくて、目と目を見るだけで通じ合っている姿を見たときに、トルストイの短編集に出てくる「二老人」の話が頭に浮かんできた。黄昏時にキラキラと輝く黄金色の畑の中で養蜂をしている老人の姿が浮かんでくる。目の前にいる2人を眩しくて見ていられない感覚になった。

「特徴的な遺伝子がオフになると〝一体感〟が得られる」という仮説が私の中に生まれた。

人と親密になれない原因は？

特徴的な遺伝子はハリネズミの針のようなもので、もしかすると自分を守ってくれるものなのかもしれない。危険を感じると、針が「パア！」と逆立ち、天敵を寄せ付けない。

ある女性が「人間関係がうまくいかなくて困っている」という。

以前から一匹狼的な感じで行動し、友達ができても長続きしない。付き合いも初めのうちはいいのだが、だんだんと距離が空いて疎遠になってしまうとのことだった。ご本人はそんなに困っていないのだが、学校関係でママ友との付き合いがないと子どもが仲間はずれにされてしまうかもしれないので友人関係が長続きするように治療してほしいという。

女性のお父さんも一匹狼タイプであまり友人を作らない。お母さんは社交的でたくさんの友達がいて、一緒に旅行に行ったりしていた。女性が幼少期の頃は、家事は祖母がやっており、お母さんは友達付き合いなどで夜遅くなることがよくあったそうだ。

遺伝子的に見たらどんな仮説が立てられるのだろう？

女性に「人との親密感」と思ったときに、どんな感覚になるかを聞いてみた。

すると「気持ち悪くなって、吐き気がする」と言う。

親密感のキーワードを頭に浮かべただけで吐き気がするということは〝怒り〟があるのかもしれない？　と仮説を立てる。そこでお気に入りの「人に対するダメ出しが頭の中で止まらなくなる遺伝子」ということから「FOXP2の還元」を頭の中で7回唱えてもらった。

すると女性は「あれ？　ちょっといいかもしれない！」とびっくりされた。

「もしかして、人と一緒にいるときに、頭の中で相手に対するダメ出しがたくさん浮かんできちゃいます？」と聞いてみると「なんでわかるんですか！」とのこと。

そこで、もう一度「親密感」と思ってどんな感覚になるかを聞いてみた。すると女性は「気持ち悪さはないけど私には無縁なもの」と言うので、ちょっとがっかりする。

「FOXP2の還元」だけで頭の中のダメ出しが静かになって、人との親密感が得られるかもしれない、という仮説は棄却された。

もしかしたら、GABRA1があって人の不快な感情をきっかけに脳内で電気発射の発作を起こして、やってはいけないことをやってしまって、相手との関係を壊し続けてしまったのかも？　と仮説を立てる。そこで「ＧＡＢＲＡ１の還元」×７を唱えてもらうが、変化はなく仮説は棄却された。

ＦＯＸＰ２に似ているもので、人間関係を破壊してしまう遺伝子って何だ？　と考えて「ＧＡＢＲＧ２（ギャバーグ２）の還元」を思いついた。

「ＧＡＢＲＧ２の還元」を唱えてもらうと、「あれ？　もしかして、人と親密になれるかも？」となった。

「もしかして、相手から親切にされると不快な気分になってしまいます？」と尋ねてみた。するとと「なんでわかるんですか！」と驚かれた。

学生の頃から、同性に好かれて近づいてこられたりすると、相手のことをけちょんけちょんに虐めていたが、自分では覚えていなくて、後で相手から「こんなことで虐められた」と言われて、初めて「あ！　そんなことをしちゃったんだ！」と驚いていたという。

ＧＡＢＲＧ２もＧＡＢＲＡ１と同じミオクローヌスてんかんの遺伝子の一つである。ＧＡＢＲＡ１は相手の不快な感情で発作を起こすが、ＧＡＢＲＧ２は「相手の優しさや親切、気遣い、哀れみの目」などで発作を起こす。

相手と親密になって優しくされると発作が起きてしまうので、相手に意地悪をしたり、不機嫌な表情になって誤解され「あの人とは付き合えない」となってしまう。でも、本人は発作時の記憶が整理されていないから、その理由がわからなかったのだ。

GABRG2を唱えていたら、自分がこれまでやってきてしまったことがちゃんとわかるようになってきた。すると自然と女性の周りには人が増えていき、それらの人との付き合いが不快ではなくなっていった。子どもからは「他のお母さんとは違う～！」と言われていたが、最近では、それも言われなくなったのはちょっと寂しい気もするが「みんなと一緒に気を使わないでいられるのが楽しくなっている」と笑顔で話してくれた。

ギャブラ1とギャバーグ2

これまでの話をわかりやすく整理すると、ギャバーグ2（GABRG2）が憑《よ》りついていると「人から親切にされると暴れちゃうぞ！」になり、ギャブラ1（GABRA1）が憑りついていると「不安な人がいると暴れちゃうぞ！」になる。

テレビゲームに熱中している子どもに母親が「クレッグちゃ～ん、夏休みの宿題をやったの～？」と優しく声を掛けると、妖怪ギャバーグ2がクレッグちゃんの中で暴れて「うるせー！」と怒鳴りつける。それまで、テレビゲームをしながらもクレッグちゃんは「宿題をやらなければ！」と思っていたのだが、母親の〝親切〟でギャバーグ2が暴れ「宿題なんてどうでもいいや！」となってしまう。

この妖怪ギャバーグ2と妖怪ギャブラ1の2つがあると、ミュンヒハウゼン症候群などの仕組みがよく見えてくる。

ミュンヒハウゼン症候群は「周囲の注意関心を引くために病気を装ったり、自分を傷つけてしまう」というもの。〝周囲の注意関心を引くために病気を作っている〟と専門家は分析しているが、本当はギャバーグ2の〝発作〟で、周りの人の「あの人大丈夫なのかしら？」という〝心配〟が引き金で脳内の電気発射が起きるから「身体の調子が悪い！」という観念に襲われてしまう、という仮説が立てられる。

そして、周囲の人が「この人もしかして嘘をついているのかも？」と疑いの眼差しで見たときに今度は妖怪ギャブラ1で発作を起こす。周囲の人たちの〝疑いの眼差し〟がギャブラ1の恰好の餌になって、電気発射を起こすから「身体の調子が悪い〜！」が止まらなくなってしまう。

ギャバーグ2とギャブラ1のコンビネーションで身も心もボロボロになってしまう。そんなときは「ギャブラ1とギャバーグ2の還元」と目を開けたまま頭の中で7回唱えてみる。すると「あれ？　身体の調子は悪くないぞ！」となる。

人から心配されても「ギャブラ1とギャバーグ2の還元」と唱えてみる。すると、その心配が心地よく聞こえるから不思議である。

人の目を見て話をするのが苦手なケース

「人に説明するときに頭が真っ白になって、思っていることをうまく伝えられないんです！」とある男性が相談にきた。

職人さんの家系で、父親の家系には何人も独身の人がいた。父親にはあまり友達がいなくて、人の目を見て話をすることができない人だった。この男性もあまり人付き合いは好きではなく、男性の姉も独身だった。

男性も人の目を見て会話をすることが苦手だったので、専門家だったら「人とのコミュニケーション能力に問題がある発達障害かも？」と判断するんだろうな、と思いながら話を聞いていた。

「頭が真っ白になってしまう！」という訴えだったので「脳の電気発射かも？」と考え、伝家の宝刀、妖怪ギャブラー1を唱えてもらったが、「変わりません」とドライな答えが返ってきた。他にもいくつかの発作に関連する遺伝子を唱えてもらったが効果はなかった。

もしかして「人と目が合ったときに発作が起きる遺伝子があるのかも？」と仮説を立てて「ＣＡＳＫ（キャスク）の還元」と唱えてもらった。

すると男性は「あれ？」と言いながら肩をぐるぐると回していた。「おかしいな？　肩が軽くなっている」と言いながら私と自然に視線が合わせられるようになっていた。

「おー！」

「これ何なんですか？」と聞かれて説明すると「あ！　だから、人と目が合うと疲れちゃっていたんですか？」と納得していた。人と目を合わせなければならないときは、ものすごく疲れてしまって、朝になっても疲れが取れないというのだ。

疲れが取れない朝に足が攣っていないか確認したら「なんでわかるんですか？」とびっくりされた。

「ＣＡＳＫの還元」を唱えると、頭が真っ白になることはなくなり、楽に仕事ができるようになっていった。

人と目が合ったときに電気発射でダメージを受けるなんて、ものすごく大変だなと思った。

ビビビっ！の恋の原因は？

「人と目を合わせるのが怖い」とか「人の目を見て話をするのが苦手」という人がいる。

一般の人だったら「シャイなんだから〜！」とか「何を甘ったれたことを言っているの！」となる。専門家も「発達障害の問題があるかも？」とか「社会不安障害の問題でしょ」と仮説を立てる。

しかし、「相手の目を見たときにてんかんの小発作が起きる」としたら？　これは大胆な仮説であるが、それが妙にピッタリと当てはまって「ＣＡＳＫの還元」を唱えてみると、不思議とその症状が軽減していく。

もっと興味深いのは「目を合わせても平気な人とダメな人がいる」という特徴である。ある人とは目を合わせて話をできるが別の人とはできない。

「それってどうして？」

さまざまなＣＡＳＫ（目を見ると発作を起こす疑いの遺伝子）のケースで検証してみると、どうやらＣＡＳＫ（キャスク）やギャブラ1、ギャバーグ2など、てんかん系の遺伝子を持っている相手と目が合ったときに「ビビビッ！」と電気発射が起きて「目を見るのが苦手」となるようだ。自分と同じ種類の遺伝子を持っている相手の目を見たときに発作を起こすから「目を見ることができない」となってしまう。

妖怪キャスク（CASK）は、妖怪探知機の特徴を持っていることになる。

「この人の目を見るのが苦手！」となったら「この人も妖怪遺伝子を持っているかも！」と探知することができる。

「あの男性の目を見たときにビビビっ！　ときたんです！」とテレビで女優さんが男性と付き合うきっかけを話すのを聞いて「それって、発作ですから！」と突っ込みたくなった。

同じ妖怪遺伝子を持った異性の目を見た瞬間に「ビビビっ！」と脳内で電気発射が起きて後先のことが考えられなくなり「気がついたらとんでもない相手と一緒にいた！」となる。

アルマン・サラクルーの言葉で「結婚は判断力の欠如」とあるが、それは同じ妖怪遺伝子を持った人同士の電気発射の発作のことを指しているのかもしれない。キャスクで発作が起きているから判断力は確実に欠如する。

「人の中にいると疲れてしまう」という人にも、このキャスクの問題があったりする。誰かと目が合う度に体力を消耗してしまう。

ある男性などは、電車に乗って相談室に来るまでに疲弊して、真っ青になってやっとの思いでたどり着く感じになっていた。人と目が合う度にダメージを受け続け、脳内で電気発射が繰り返され、体力を消耗してしまい体調が悪くなり、貧血状態で倒れんばかりの状態になってしまう。

それが「キャスクの還元」と7回、目を開けたまま唱えると、視線を合わせてもダメージがなくなるから、「お～！ 本当に目を合わせると発作が起きていたんだ～！」と感動する。妖怪遺伝子を探していくと興味深い現実が見えてくる。

みっともないことをやってしまうかもしれない緊張感

ある男性が「まだ人と接触すると緊張するんです」と言う。何回か治療をしていて「ちょっと対人緊張が減ってきた！」と思っていたが本質的なところは変わっていなかった。

「どんな風に緊張しちゃいますか？」と尋ねると、男性は「グッ！」と来るんですと胸を押さえて言った。

対人緊張で他にどんなことが気になりますかと尋ねてみると「父親のことがムカつくんです！」と言う。

頼まれたことをやってあげても、礼も言わず、男性のことを無視するような態度を取る、という最近のエピソードから始まり、他人の前で道化師のようなことをする「みっともない父親」がものすごく恥ずかしかった、と。

お酒を飲み過ぎて調子が悪くなっているときに「自分は父親と同じでみっともない！」と惨めな思いをする、とも言った。

この父親のエピソードと〝人前で緊張する〟ことは、どのようにつながるのだろう？

原因がわからず悩んでいたとき、男性が定期的に「コホッ！　コホッ！」と咳をするのに意識が向いて、そんなときに自分の父親の目のチック症状（顔面の素早い動き＝目をぱちぱちさせたりすること）がフッと頭に浮かんだ。

「あれ？　もしかしてチック症状の遺伝子なの？」と仮説を立てて「ＳＬＩＴＲＫ１（スリットＲＫ１）の還元」と唱えてもらう。

すると男性は唱えている途中からまるでワライダケ（Poisonous mushroom）を食べたみたいに笑いが止まらなくなり、私もつられて笑い転げてしまった。男性は笑いながら「これってなんですか？」「チックの遺伝子です！」この瞬間に私の中で腑に落ちた。

このチックの遺伝子があると、発作的に肩をすくめたり首を素早く傾げたりしてしまう（昔人気だったコメディアンの特徴的な動作だった）。音声チックの場合、咳払いや汚言症（汚言症＝〝罵り〟や〝卑猥な言葉〟が自動的に出てきてしまう）。この汚言症から「人前でみっともないことをしてしまう」＝父親となっていた。

男性はチックの遺伝子を持っている可能性から「突然、衝動的にみっともないことを人前で言ってしまうのでは？」と無意識で懸念して「人前で緊張する」という仮説が立った。男性が「緊張します」と言ったとき胸を押さえていたのは、胸を押さえる＝自分を抑える、と考えられた。

男性にこの仮説を話すと、ものすごく納得していた。そこでもう一度「ＳＬＩＴＲＫ１の還元」を７回唱えてもらい、２人で大笑いして、爽やかに男性は帰った。

足の痙攣が意味するもの

「人と接触をすると緊張する」と「父親のことがムカつく」とは普通に考えたらつながらないが、遺伝子のコードでチェックしてみたことで、父親のチック症状が男性の対人緊張に関連していたことがわかった。一見関係ないような情報がつながっていたのだ。

職場の人間関係で悩んでいた女性に「最近の調子はいかがですか？」と尋ねると、いきなり「足が攣るんです！」と答えた。

そこで遺伝子ウォッチ！でチェックして見ると、みごとにミオクローヌスてんかんの遺伝子がヒットして、「ギャブラー1の還元」で「あれ？　足の突っ張っている感覚がなくなりました！」となった。「ギャブラー1の還元」を唱えて「足が楽になった」ということは、ミオクローヌスの症状で寝ているときに足の〝痙攣〟が起こっていて、それで「足が攣る」となっている。ということは、ギャブラー1の特徴である〝人の不機嫌な表情や態度で小発作〟が起きて、その小発作で帯電した電気が夜中に大発作として放電されている。

そうなると女性の職場の人間関係のトラブルは、相手の不機嫌な表情で〝発作〟を起こして、女性は本来の自分自身でなくなり、注意されていることの逆をやることによって起きていると考えられる。〝発作〟を起こしているときの記憶は抜けてしまうので、周囲から怒られている場面、無視されている場面だけが記憶に残り「私は職場のみんなから虐められている」となっていた。そういうことに「ギャブラー1の還元」を唱えていると本人が気づくのである。

良い子にある薄汚れていく感覚

小学生の頃、近所の子どもたちがゴルフボールを人の家の壁にぶつけて遊んでいた。「あ！　おもしろそう！」と思って、私も混ぜてもらって壁にぶつけたら、ちょうど壁の穴にボールが吸い込まれるように入って「パリン！」とガラスの割れる音が。「こら〜！」と怒鳴り声が聞こえて、近所の子どもたちは蜘蛛の子を散らすように消え、私は一人取り残され、すべてが私のせいになってしまった。親からも散々殴られた。そのときに「僕は、1回だけしか投げていないのに！」と言ったら「言い訳をするな！」とまた殴られた。

「他の子たちが悪いことをやっているのを見たら、〝人のふり見て我がふり直せ！〟ということわざがあるでしょ！」と怒られた（人のふり見て我がふり直せ＝人の行動を見てよいところはマネをして悪いところは見直せ＝Learn wisdom by faults of others)。

それがきっかけなのかわからないが、人がやっていることを見て「悪いことをやっている！　自分は悪いことをやらないようにしよう」と心の中で思うようになった。

確かにそれで表面的には良い子になったのかもしれないし、大人の目から見たら「良い子ですね〜！」と言われていたが、自分の中ではどんどん薄汚れていく気持ちになった。そして「自分は他の子どもとは違う！」という感覚が強くなった。いま考えれば、この〝薄汚れていった〟という現象がよくわかる。

「他の子どもを批判して、自分は正しいことをしよう」としたときに〝尊敬〟とは無縁になってしまう。だから、自分の特徴的な遺伝子のスイッチが次から次へとオンになる。特徴的な遺伝子がオンになれば「他の人とは違う！」という感覚になり、〝一体感〟は得られずに〝疎外感〟だけが残る。

疎外感を感じれば感じるほど「人のふり見て我がふり直せ」となるので「人を批判して、その反面教師で自分の行動を律しよう」とするから余計に〝尊敬〟から離れてしまい、特徴的な遺伝子のスイッチをオフにして一体感を得ることから程遠くなっていた。

ここで言いたいのは「人を心の中で批判するな」なんてことではない。特徴的な遺伝子のスイッチがオンになってしまうと〝一体感〟が得られなくなり、薄汚れた感覚が拭えなくなる悪循環のことを言っている。

ただの電気信号だった

ある男性が「不良っぽい男性や女性が怖いです」と言った。

そこで「ギャブラ1の還元」を唱えてもらうと、何も感じなくなった。その体験をした男性は「先生！　わかりましたよ！」と嬉しそうに語った。

「不良っぽく見える連中も自分と同じようにてんかんの遺伝子を持っていて、脳内で電気発射が起こって電気が帯電していて、それに自分のてんかんの遺伝子で帯電する電気が反応していただけなんだって！」（ここでの〝てんかん〟は仮説の話です）。

要するに男性が言いたいことは、これまで「自分がビビっている！」と思っていたのは、ただの〝発作〟であって、その発作も相手の脳で起きている発作で誘発されていただけ、ということだった。

「怖がっている！」とか「ビビっている！」というのは実際には起こっていなくて、ただ脳内での電気信号が引き起こしている幻想なんだ、ということが唱えていたらはっきり見えてきておもしろくなった、と言うのだ。

「おー！　すげー！」と感心し、その男性が映画の『マトリックス』の主人公に見えてきた。

男性はさらに、自分が不良っぽい連中のことが気になって仕方がないメカニズムもわかったと言う。不良っぽい連中の帯電している電気に影響されて自分の脳内の発作が起きてしまうけど、その原因がわからないから発作を消すために、その原因だった不良っぽい連中のことを無意識に考え続けていたというのだ。

男性は唱えていたら、無意識に発作の原因である相手のことを考えて、自分が相手のことを考えることで相手の脳内に帯電した電気を消そうとしていたことに気がついた、というのだった。男性が立てた仮説はものすごく興味深かった。

これまで男性はずっと「自分は人に怯えている」と思って惨めな気持ちで生きてきたが、唱えることで「怯えているんじゃなくて、相手の脳に帯電している電気に反応しているだけ」ということが見えた。

さらには「自分の発作を消すために、その発作の元になった人のことを考え続けて、余計に発作を誘発させて惨めな気持ちになっていただけ」だった。それがわかったとき、男性は爽やかに変容していった。

出世ができない問題

ある男性が「出世ができない」という悩みで相談にきた。

男性は背がすらっと高くて男前で、喋り方はものすごく謙虚で、話の要点がまとまっていてわかりやすい。

「これだけの能力の人がどうして出世できないの?」と確かに疑問に思った。

「自分のどこがおかしいかを見つけて、それを治療して欲しいんです」と目的を明確に言った。

「ヒエ〜!」

人の問題にしたり、誰かを責める傾向があるのだったら「協調性の問題があるから出世できないのでは？」など仮説を立てることができるが、人に対するダメ出しや他人を責める傾向が一切見られないからリストアップは難しい。困ったので男性の趣味の話を聞くことにした。すると趣味は「勉強会に参加することです」とのこと。

「科学的な説明をしてくれるような専門的な勉強会に参加するのが大好きなんですけど」と言ったときに男性の話が止まった。

「そう言えば最近、お気に入りの勉強会に参加できなくなったんです！」と急に男性の顔が曇った。参加者の中に年配の人がいて、その人が意見を言った後に反論すると場の空気がしらけて、それから勉強会に参加しづらくなってしまった、とのこと。

「どんな風に反論されたんですか？」と尋ねてみた。

「スイッチが入ってしまうと、相手を打ちのめすまで止まらなくなってしまうんです！」

「スイッチがきた～！」と心の中で叫んだ。

「あ、そういえば、会社でもスイッチが入ってしまうと、上司であってもやり込めてしまって、上司との関係が修復できなくなってしまう」と話した。

「出世できない原因がきた～！」と頭の中で叫ぶ。

男性はこの問題をわざと言わなかったのではない。妖怪遺伝子に取り憑かれてしまったときに症状が出てしまうから、症状の自覚がまったくない。だから「出世できない原因がわからないんですけど～」となってしまう。

さまざまな遺伝子を試した後、「もしかしたら、頑固者に接触したときに発作を起こしてしまう〝妖怪頑固者キラー〟がこの男性に取り憑いているのかもしれない！」とひらめいた。

そこで「ＣＳＴＢの還元」と７回頭の中で唱えてもらった。

唱えている途中から男性の表情がみるみる緩んでいく。唱え終わって勉強会の場面を思い浮かべてもらったときに、男性は「ガッハッハッハ！」と大笑いし始めた。

「なんですか？　これは？」と男性。

「頑固者に接したときに発作を起こしてしまうコードです」と答えたら、男性はまた笑い出した。

男性は「そうなんです！　私、知ったかぶりをして人の意見も聞かずに自分の話を偉そうにする人に対して切れちゃうんです！」と笑いながら言った。

上司でも町中を歩くおじさんでも、頑固な人に接触するとものすごく意地悪な気持ちになって相手を陥れるようなことをやってしまう。そして、そのスイッチが入ってしまうと自分では止めることができなくなる。

「それって発作だったんですね！」と嬉しそうに言った。

しばらくして男性が再びカウンセリングにきた。

男性が部屋に入ってきたとき、以前と雰囲気が変わっていた。何だか、以前あった緊張感がまったく感じられなくなっていた。

男性は「いやー！　先生のところに来るのにものすごく緊張していたんですけど、それが全然なくなりましたわー！」

「え？」まあ、確かに私も緊張感を感じなくなりましたけど、と心の中でつぶやく。

「いやね、前は先生のところに来るのにものすごく緊張していたんですよ！」と言う。

「あのＣＳＴＢを唱えていたら、先生のことを考えても緊張しなくなったんですよ！」と男性は笑い始めた。私も一緒に笑っていたが、心の中で「すみませーん！　それって私がどうしようもない頑固者で妖怪遺伝子が私に反応して緊張していたってことですよね！」と突っ込んでいた。そんなことを言ってしまったら自分の頑固さを露呈させてしまうので、笑顔で「上司に対してはどうですか？」と聞いてみた。

すると、男性は「いやー！　上司なんて全然平気ですよ！　でも、先生のところに来る前に緊張しなくなったのはびっくりしましたー！」と笑いながら言った。

「ち～ん～！」

近づいただけで帯電する

「ＣＳＴＢの還元」を唱えてもらったことで、もっと興味深いことがわかってきた。それは頑固者の頑固な発言を聞いたら発作が起きるのではなく、頑固者が近づいてきただけで、脳内に発作が起きるようなのだ。

出世ができなかった男性は「ＣＳＴＢの還元」を唱える前には、電車での移動中にものすごく疲れていた。なぜなら周りのいろいろな人が気になってピリピリしていたから。でも、唱えた後は、ピリピリ感がなくなり、電車の中でリラックスして本を読んだり居眠りができるようになった。

電車の中に頑固者がいるだけでその脳の周波数に反応してしまうから、身体が硬直したり頭が真っ白になって、その度に脳に蓄電して負荷がかかり「疲れた〜！」という感覚が抜けなくなる。そのストレスを解消しようとして疲れて帰ってきているのにインターネットを見続けたり、ポテトチップスを食べ続けたり、酒を飲みながらテレビを見続けたりして寝る時間が遅くなる。さらには、睡眠時に脳内で蓄電された電気が発作を起こして睡眠を妨げてしまうから、起きられなくて、やっと起きても「寝た気にならない！」という感覚になってしまう。

「ＣＳＴＢの還元」を唱えてみると、ストレスが脳内に蓄電されないので、それらがまったくなくなって、いつの間にか風呂に入って早く寝る習慣がつくようになり、気がついたら朝、運動を始めたりしている。

脳内の電気がスピーカーを壊す？

脳内で電気発射が起こっていると言ってもほとんどの人はピンとこない。

以前働いていたカウンセリングルームでは隣の部屋の音が聞こえないように、CDプレーヤーで川の音を流していた。「さら、さら、さら」と爽やかに流れる川の音に耳を傾けていると、ヘルマン・ヘッセの『車輪の下』の中にあった生命にあふれた川が頭に浮かんでくる。そんなことを考えながら、いつも川の音を聞いていた。

すると3ヶ月後、CDがまるでDJのターンテーブルのように行ったり来たりして、音が出なくなってしまった。

「え？　3ヶ月前に買ったばかりなのにもう壊れちゃったの？」とちょっとびっくりした。安かったけど、日本製のちゃんとしたCDプレーヤーがみごとに動かなくなってしまった。川の爽やかな音がなくなってみると、隣の部屋の声が妙に耳につくようになったので「え～い！　修理に出す前にもう1台CDプレーヤーを買ってしまえ！」と電気屋さんへと走って行った。

3ヶ月後、新しく買ったCDプレーヤーがまた壊れてしまった。再生ボタンを押しても迷った子羊のように行ったり来たりしている。

「あれ～！」

原因がまったくわからなかった。でも、新しく購入した2台が壊れたということは何らかの原因があるはず、と思いながら心にとめておいた。あるとき、その原因がはっきりわかる出来事が起こった。カウンセラーが家族面接をやっていて、その隣の部屋で別のカウンセラーが観察しながら、ときおり内線電話で部屋の中にいるカウンセラーに意見をする、という〝ナラティブセラピー〟という手法を行っていたときであった。

相談室は防音になっており、カウンセラーはマイクを通して入ってきた音声を隣の部屋でモニターしている。面接は穏やかに進んでいた。

長年部屋に閉じこもって寝てばかりいた娘さんが両親から責められ、娘さんは顔を下に向けて両親の話を聞かない、というジェスチャーをする。それでも両親が責め続けたときに、娘さんが怒りでプルプル震えている様子が隣の部屋から見える。それを見ていて背中に寒いものが走った。

そのときである。「バババ！」とスピーカーがものすごいノイズを出し始めた。そして、娘さんが

「このやろう〜！」と顔を上げた瞬間に「ブチッ！」とスピーカーから音が途絶えてしまった。

「ヒエ〜！」

いま考えると、あの娘さんも頑固者キラーの遺伝子を持っていたのかもしれない。頑固なお父ちゃんに「お前はダメなやつだ！」と決めつけられたときに、脳内で電気発射が起きて発作で動けなくなっていた。

娘さんの中では、お父ちゃんに電気発射が条件づけられていて「お父ちゃんを見たら発作が起きる」から、「お父ちゃんのことを想像しただけで発作が起きる」となって、どんどん発作が頻繁になり、激しく脳内に帯電するようになって、相談室のスピーカーキラーになってしまった。

この現象を科学的に証明するのは難しいと思うが、私の中では脳内の〝電気発射〟のすごさをイメージするのに大切なエピソードとなった。そして、CDプレーヤーが立て続けに壊れた理由もわかった気がした。

カウンセリングの後はものすごく疲弊するのだが、CDプレーヤーを破壊するような電気発射をいつも浴びているからだと思うと自分の頭も心配になった。

そして、相手の電気発射の影響を受けたときに、自分の脳内でも電気発射を起こして、互いの電気発射が増幅し合ってCDプレーヤーを壊してしまったのかも？　という仮説が立った。

「自分側の電気発射が起きなくなればいいんだ！」と思ったら何だかものすごく楽しくなってきた。

増幅される脳内電気の恐怖

無意識にCDプレーヤーを脳の電気発射で破壊する人を恐れていた。道を歩いていても、脳に帯電してピリピリしている人がたくさんいて、無意識にその人たちの電気に反応して怯えてしまう。本当は怯えているのだけど、自分では〝怯え〟と認識しないで〝怒り〟とか〝嫌悪〟を感じている、と思うようにする。

街を歩いていて、チャラチャラした格好をして目つきが悪い男性の集団が人の迷惑を考えずに歩くのを見て「なんであんな格好をしてチャラチャラと歩いているんだ！」と思ってしまう。相手の脳の〝電気発射〟に反応して〝怯え〟ているから、こんな風に〝嫌悪〟という反応になってしまう。

でも、本当は〝怯え〟とも違う。自分の脳に帯電している電気が相手の脳で増幅されて〝恐怖〟と認識されているだけ。電気を帯電する人に反応したときに、脳内の電気発射が増幅されて〝稲妻〟や〝嵐〟が作り出されてしまう。その稲妻や嵐が〝嫌悪〟や〝破壊衝動〟となって「なんだ、あいつは！」と認識されるようになる。

問題は増幅した電気発射が相手の脳内でも増幅されて〝嵐〟を作り出してしまうから、突然こちらに怒りをむき出しにして向かってきたりすること。

「ヒエ〜！」

喧嘩を売ったわけでもなく、睨みつけたわけでもない。ただ「なんだこいつらは！」と頭の中で思っただけなのに、相手は不快感をあらわにしてこちらを睨みつけてくる。

「なんで私ばかりこんな目にあうの！」という状況がここにある。

「いつもいつも自分ばっかり蔑まれて、不幸な目にあう」というのは、脳に帯電した電気発射が同じような遺伝子を持つ人と共鳴して、お互いの帯電している電気を増幅してカオスを生むから（カオス＝混沌）。

自分の脳の帯電が同じような遺伝子を持っている人と共鳴して、そして脳内の電気を増幅して〝破壊〟が起こるから〝怖い〟と認識される。もう一度書くが、これは「相手が怖いのではなくて、自分の脳の帯電が相手の帯電と共鳴して増幅させられて〝破壊〟が起こるから〝怖い〟と認識してしまうだけ」なのである。

車を運転中、突然、スイッチが入り暴力的な運転をしてしまうのも、周囲の車に帯電した脳を持っている運転手がいるから。電気発射の運転手の姿が見えなくても、近づいて相手の車を意識しただけで、脳内の電気発射は増幅されて「コノヤロー！」と嵐を生み出し、そして、相手の運転手の脳内でもそのような反応が起きて〝事故〟が起こる。

そんな仮説を立てて世の中を見てみることもできる。

嫌がらせで電気発射

ある女性が「ご近所さんの音がうるさくてイライラして眠れない」と相談にきた。

「それって、マンションの管理会社とのやり取りが必要でしょ！」となるのだが、もちろんその女性は管理会社にも市役所や警察にまで相談して埒《らち》が明かない状況なのだ。

「私が何か集中しようとしたり、寝ようとしたりすると、隣の家は音を出すんです！」と言う。「だから市役所の人からカウンセリングを勧められたんだな」と思った。

一般の精神科では「隣家の人が壁越しに自分を監視しているように、一番嫌なタイミングで音を出すんです」と言ったら、「それはあなたの妄想でしょ！」と判断されて薬を処方される。

実際にホルモンバランスを崩した脳が「隣の家の人が自分のことを監視してピンポイントで嫌がらせをしている」という妄想を作り出すケースもある。ホルモンバランスの病からの妄想の場合は、妄想がどんどん膨らんでいって、自分を傷つけたり、相手も傷つけてしまうことがあるから、精神科では「妄想でしょ！」と薬を処方する手順となっている。

カウンセリングでは〝妄想〟と判断するのではなく、「実際にどのような状態になっているの？」と詳細に聞く。話を聞きながら、その女性が「音に過敏？」とか「心の傷が隣の人で刺激されているの？」とか「自分を安全な場所に逃がしてあげることができない理由」などの仮説を立てる。

一般の人が「音に過敏？」なんて話を聞いたら「そんなの気にするから余計に気になって音が大きく聞こえるだけなんだ！」と判断したくなる。

でも、特徴的な遺伝子がオンになっていると、10円玉が落ちたときの音が音階に聞こえてしまう。普通の人と音の聞こえ方がまったく違うのだが、みんな自分の聞こえ方しか体験したことがないからわからないのである。

そこで特徴的な遺伝子のコードを使って、何が起きているのかをチェックしてみる。カウンセリングでは〝妄想〟という判断はしないのだが、一応、〝妄想〟の遺伝子もチェックしておく必要がある。そこで音が気になってしまう女性に「隣の家の音」と思って、どんな感覚になるかを感じてもらう。「隣の人の音と思ったら、心臓が苦しくなって喉もきゅっと締まる」と言うので、その症状からも特徴的な遺伝子の仮説を立てる。いくつかの妄想系の特徴的な遺伝子の名前を唱えてもらったが、どれも「変わりません！」としか返ってこなかった。

そこで「音に敏感」という仮説を元に「ＮＬＧＮ４Ｘの還元」と7回唱えてもらった。

すると女性は「ちょっとは楽になったけどまだ胸が苦しい」。他にも音に敏感になる遺伝子である「シャンク2の還元」なども唱えてもらったが、「やっぱり胸が苦しくなる」とのことなので「音に敏感」の仮説は棄却して次の仮説を立てた。

「人からの攻撃で脳の電気発射が起こってしまうのかもしれない」と仮説を立てて「ＭＴ－ＴＨの還元」と唱えてもらう。すると女性は「さっきのよりはましだけどまだ喉が締まっている」と言う（ＭＴ－ＴＨを唱えるときはハイフンは発音しなくて大丈夫）。

もしかして、女性が最初から言っていたように〝嫌がらせ〟で電気発射が起きてしまう遺伝子かも？と仮説を立てて「ＭＴ－ＴＳ１の還元」と唱えてもらった。

すると女性は突然明るい顔になって「あれ！　さっきまであんなに気になっていたのに気にならなくなっているかも！」と言った。

「何のコードですか？　これは！」と聞かれたので「人からの嫌がらせで発作が起きてしまうものです」と言うと「やっぱり！」と納得し、笑顔で帰った。

２週間後。女性は開口一番「先生、あの後不思議なんです！」と大きな声で言った。「ＭＴ－ＴＳ１の還元」と唱えていたら、隣の人の音が小さくなり、やがてほとんど気にならなくなった、というのだ。

これを聞いたときに、もしかしたら〝嫌がらせ〟で電気発射が脳内で起きたときに、攻撃的になって壁とかを叩いて隣の人に応戦していたのかな？　と仮説を立てたくなった。

電気発射が起きているときは、記憶が定かではないので、確認することは難しいが、もしかすると、音の刺激で女性の脳内で電気発射が起きて、その電気が隣の住人の脳内電気発射を誘発し、隣の住人の脳内で帯電した電気が稲妻を引き起こして「どっか～ん！」という音を立てさせていたのかもしれない、と考えると、興味深くなってきた。

はじめに「妄想かも？」と思った自分が恥ずかしくなった。特徴的な遺伝子を見ていくと、自分の思い込みや無知が露呈してくる。

妖怪遺伝子「なんで私ばっかり！」

似たような女性のケースで「隣の住人が悪いのになんで私が変わらなければいけないの！」と怒る人がいる。

「ごもっとも！」

この「なんで私ばっかり！」と思ってしまうのは、「なんで私ばっかり！」の出来事で電気発射が起きる遺伝子〝MT－TL1〟が原因だったりする。

「なんで私ばっかり！」とモヤモヤしてきたら、妖怪遺伝子MT－TL1が暴れて電気発射を起こしているので「MT－TL1の還元」と7回唱えてみる。

すると妖怪遺伝子MT－TL1とお友達になれて「ま、自分が楽になるからいいか！」と思えるから不思議である。

夫婦間などでも同じような現象が起きる。夫は仕事から帰ってくると酒を飲んでぐだぐだとしている。妻は一日中忙しく動き回っていたのに、夕食を作って食べた後でも休むことができず、次のことを考えて行動しなければならない。そんなときに、だらしない夫が目に付き、嫌みの一つも言ってみたくなってしまう。

「あんたね、あんたのお母さんみたいにダラダラしているからそんなにぶくぶく太っていくんだよ！」と、つい夫を怒鳴りつけてしまう。

それまで横になってお尻をボリボリかきながらテレビを見ていた夫が突然「なんだと～お前！　何様だと思っているんだ！」と怒鳴り始めた。

「誰のために昼間、必死になって働いているんだ！」とつばを飛ばしながら妻に詰め寄っていく。

妻も切れて「だったら、家事をやってみなさいよ！」と怒鳴り返す。さらに「何一つまともにできないくせに偉そうに言うんじゃないよ！」と、とどめを刺す。

すると言葉に詰まった夫は「なにを～！」と怒りでプルプル震えて、手元にあった時計を壁に投げつける。「バン！」と大きな音を立てて時計がくだけて、壁に大きな穴が開く。

「何やってんのよ、あんた！　ろくな稼ぎもないくせに！」とさらに追い打ちをかける。夫は怒りで震えて妻に迫り、妻の横の壁を拳で「ドン！」と殴って穴を開けた。子どもたちは隣の部屋で震えながら聞き耳を立てている。それがわかっているのに妻は自分を止めることができない。

そんな相談を妻から受けたときに「奥さんはどうされたいんですか？」と尋ねてみた。

すると妻は「夫に変わって欲しい！」と言う。

もっと協力的で優しい夫になって欲しい。結婚する前はそんな時期もあったが、結婚をして子どもができてから夫はだんだんと横暴になっていき、自分に対して優しくなくなってしまった、というのだ。

そんな奥さんの話を聞いて、私の頭の中では「シェフ、オーダーが入りました！　旦那を変えて欲し～い！」という声が響いていた。

「旦那に変わって欲しい！」とストレートに要望される場合、旦那に対応する方法などを話すと「旦那が悪いのに、なんで、私が努力しなければいけないんですか！」という返答が返ってくる。さらに「私の対応が悪いからこうなっているって言うんですか！」となる確率が限りなく高い。

そこで、奥さんを通じて旦那の妖怪遺伝子のスイッチをオフにして、元の優しい旦那さんに変えてしまう方法を考えた。

奥さんにその提案をしてみると、案の定「え～！　私が唱えるんですか～！」と言われた。

「旦那さんを連れて来ることは可能ですか？」と尋ねてみると「あの人はこんなところ来ません！」

と断言した。

「こんなところって、どんなところなんだここは！」と心の中で突っ込んでいたが「大変申し訳ありませんが、ご協力いただけませんでしょうか？」とお願いしてみたら「しょうがないわね！」と渋々承諾してくださった。

そこで「旦那さん」と思ったときにどんな感覚になるかを奥さんに確かめた。すると「吐き気がします！」と気持ち悪そうに言った。

胃からの〝吐き気〟は怒りの現れだったりするので、怒り関係の遺伝子である「ＣＯＭＴの還元」と７回唱えてもらう。すると奥さんは「これ、いいかもしれないけどこれじゃないわよね」ときっぱり。まるで調味料を吟味するかのように、ゆっくりと旦那のことを思い浮かべながら「やっぱりちょっと違うわね！」と。仕事から疲れて帰ってきた旦那の不機嫌な顔で電気発射が起きているのでは、と仮説を立てて「ギャブラ1の還元」を唱えてもらう。

「全然違うわね！　これは！」と奥さん。

本当は優しい旦那さんの優しさで発作を起こして真逆なことをやってしまっているのではと仮説を立てて「ギャバーグ2の還元」と唱えてもらう。

「ちっとも当たらないじゃないの！」と奥さん。

こうなれば本命を出すしかないと「ＭＴ－ＴＬ1の還元」と唱えてもらった。

唱え終わった瞬間に「これよ！　なんで、始めっからこれ出さないのよ！」とお叱りを頂いた。

妖怪遺伝子〝私ばっかり！〟が、自分が動いて旦那がダラダラしているときに暴れ出し電気発射を起こし、その電気発射が旦那の妖怪遺伝子を元気にさせて妖怪同士のバトルを引き起こしている、と仮説を立てた。

2週間後、奥さんはかなり穏やかな表情になっており、丁寧な言葉遣いになっていた。

旦那さんの様子を尋ねると「職場で部署が異動になって、旦那はすっかり変わりました！」とのこと。やっぱり前の職場環境がおかしかったからあの人はおかしくなっていたんです、と。

「そうだったんですか！　よっぽど酷い職場だったんですね～！　ところでＭＴ－ＴＬ１の還元は唱えていらっしゃいますか？」

「ちょっとでも暇があったら何度も唱えるようにしています！」と笑顔で答える奥さん。

それを聞いてちょっと嬉しくなった。妖怪遺伝子〝私ばっかり〟と旦那さんの妖怪遺伝子〝ダラダラ〟が仲良くお茶をしている姿が頭の中に浮かんできた。

「私ばっかり！」の暴走を止める

妖怪遺伝子〝私ばっかり！〟のスイッチが入ってしまうと、ちょっとしたきっかけで「私ばっかり、損をして！」とイライラッとしてしまう。このイライラッとするとき、脳内では電気発射が起こっていて、壊れたレコードが「私ばっかり！　私ばっかり！　私ばっかり！」というフレーズを繰り返すかのように過去の「私ばっかり！」エピソードが連なって出てきて怒りを増幅させる。人によっては、脳内の電気発射で頭が真っ白になって、その場で適切な言動が出なくなって固まる。そして、その出来事は「私ばっかり！」コレクションとなり、後から引き出されてきて「あのときも、なんで私ばっかり嫌な目にあうの！」と怒りまくる。

そんなときは「MT－TL1の還元」を7回唱えるか「○○さんって、すげー！」と唱えることをお勧めする。心理療法では、過去の体験を語って感情を引き出し、あえて電気発射を引き起こして放電してもらうことで「すっきりした！」となってもらう手法がある。

また、グループ療法などに参加して、他の人の体験を聞いて共感し、脳内の電気発射を引き起こさせる。複数の人が同じエピソードで電気発射を起こすことでお互いの電気発射が干渉し合って、お互いの電気発射の波を打ち消し合うことを目的としていたりする。

私の本では数多くのエピソードを紹介しているが、エピソードの目的は電気発射を引き起こし、特徴的な遺伝子が存在しているかどうかを探るため。本を読んでいて、過去の不快感で脳内に「ビビビ！」ときたら「あ！　妖怪遺伝子が近くにいるかも！」となる。

そこで「MT－TL1の還元」と唱えてみて楽になったら「妖怪遺伝子〝私ばっかり！〟とお友達になれた！」となる。妖怪遺伝子さんと本当のお友達になれたら「ビビビ！」が起きなくなる。

レジで並んでいて、おばさんが横入りをしてきた。

以前だったら「ビビビ！」と脳内で稲妻が起こって、頭の中で殺戮が起きて、プルプルと震えながら「何やってんだ！」と怒鳴りつける。すると電気がおばさんの脳にも飛び火して「何を怒鳴りつけてるのよ！　警察に訴えるからね！」と逆に言われる。それを聞いて脳内でさらに電気発射が酷くなり頭が真っ白になる。涙目になって、何も言えなくなり、レジの店員さんや周囲の冷たい視線だけが気になるようになる。

そのエピソードがコレクションとなって頭の中から離れなくなってしまう。

「MT－TL1の還元」を唱えて妖怪遺伝子とお友達になれば、それらが一切なくなる。割り込んできたおばさんがいても反応しなくなると、店員さんが「あの、ちゃんと並んでください」と自分の代わりにおばさんに注意してくれるではないか！　そして、店員さんが「すみません！」と笑顔で謝ってくれる。

「おー！　世の中ってこうなっているんだ！」と感動する。

妖怪遺伝子の電気発射で周りの世の中の仕組みまで変わってしまっていたことに気づく。何だか生きているのが楽になった気がする。

妖怪遺伝子コウゲッキ！

レジに並んでいて、おばさんが割り込んできた！　というエピソードを読んで、イライラッとして「MT－TL1の還元」を唱えたが、イライラが酷くなって「なんで、筆者はこんなに私のことを不快にするの！」と怒りを感じた。

この場合は、妖怪遺伝子〝私ばっかり！〟と似ている妖怪遺伝子〝コウゲッキ〟だったりする。妖怪遺伝子〝コウゲッキ〟はストレス刺激を受けると「私を攻撃している！」と受け取って電気発射を起こしてしまう。

道を歩いていて、後ろから車にクラクションを鳴らされると、脳内で電気発射が起こって「なんだ、このやろう！」と運転手を睨みつけてしまう。すると妖怪遺伝子〝コウゲッキ〟が生み出した脳内の電気発射が稲妻となり、睨みつけた運転手の脳に飛び火して運転手の脳内でも電気発射が起こる。運転手も興奮して窓を開け「ダラダラ歩いてんじゃねえぞ！　アホンダラ！」と叫んで走り去ってしまう。妖怪遺伝子〝コウゲッキ〟はさらに電気発射を増幅させるので、その場面が何度も何度も頭の中で再生され電気発射を起こし続け、そして、無駄に時間が過ぎていく。気がついたら明け方になっていた、なんて悪夢を引き起こすのが妖怪遺伝子〝コウゲッキ〟である。

人にこんなことを話すと「器が小さい」とか「クラクションを鳴らされたぐらいで〜！」と馬鹿にされる。でも、妖怪遺伝子〝コウゲッキ〟がいると、ストレス刺激で「殺される！」に匹敵するような電気発射が起こるから、想像力豊かなストーリーがどんどん生み出されて、さらに脳内が帯電してしまう。

妖怪遺伝子〝コウゲッキ〟がいると、このストーリーを書いている筆者に対しても「私を陥れるために文章を書いている」と怒りが湧いてきてしまう。電気発射が起きるようなストーリーを書いているわけで、その電気発射で「攻撃されている！」となるから自動的に「筆者が私を攻撃している」となる。すると居ても立ってもいられなくなり、という流れになるのである。

そこで妖怪遺伝子〝コウゲッキ〟の名前を唱えてお友達になってみる。

「MT－THの還元」と目を開けたまま7回唱えてみる。

すると「あれ？　さっきまでなんであんなにイライラしていたんだろう？」とわからなくなってく

る。

「なんで、あんなに興奮してイライラしていたんだろう？」と自分でもちょっとおもしろくなる。

「ＭＴ－ＴＨの還元」を唱えて妖怪遺伝子〝コウゲッキ〟とお友達になってみると、クラクションを後ろから鳴らされても、以前と聞こえ方が違ってくる。以前は、車のクラクションが自分に刺さってくるように聞こえていたが、いまは他人事のように聞こえる。すぐに車に道をあけて、会釈をして、運転手も「ありがとう」というジェスチャーをしながら去っていく。爽やかな空気がその場に流れていく。

同じような場面なのだが、「ＭＴ－ＴＨの還元」で妖怪遺伝子とお友達になっていると展開がまったく違ってくる。爽やかな風を感じながらその場を去って、夜も爽やかな気分のまま眠りにつくことができる。朝、起きたときの感覚もまったく違ってくる。妖怪遺伝子〝コウゲッキ〟とお友達になれたことが嬉しくなる。

遺伝子コードで見えない心の傷を探り当てる

ある女性がずっと「常に眠い」という問題でお母さんと一緒に相談にきた。

高校生の頃に突然、身体の調子が悪くなり、それ以来動けなくなり、病院で薬を処方されたが、「常に眠い」という状態。それが18年間も続いているという。母親は「長年飲んでいる薬が合っていないのでは？」と質問してきた。

それはお医者さんの領域なので、お母さんに「お医者さんはお薬のことを何て言っていました？」と聞いてみた。すると「何だかお医者さんには申し訳なくて聞くことができないんです」との答え。

「セカンドオピニオンで適切な診察をしてくださる先生を紹介してください！」と頼まれたので、日本でトップの精神科医を紹介して診察をしてもらったが、「最初のお医者さんの診断通りの病名で薬も合っている」と返ってきた。

それでも「寝続けてしまうのを何とかしてくれ！」というオーダーだったので、薬以外で何とかしなければならない。

いろいろな仮説を立ててカウンセリングをしてみたが、一向に睡眠パターンは変わらず「常に眠い」という状態はあまり変わらない。カウンセリング中も常に眠気があるからか、表情はまったく動かず、感情の起伏が読み取れない。

「だから、お医者様は〝精神的な病気〟と見ているんだろうな」と妙に納得してしまった。

遺伝子のコードもたくさん試したが眠気はまったく消えなかった。そこでこのケースをもう一度、洗い直すことにした。

そういえば、この女性は母親とべったり状態だなと思った。もしかしたら「母親と一体化しているのかも？」とひらめいた。女性が体調を崩したときの母親の年齢はちょうど〝更年期〟だったことに思い至った。そこで女性に更年期に関連する「GNRH1の還元」を唱えてもらった。

すると女性は「目の前がクリアになりました」と初めて明るい反応が返ってきた。女性の表情から眠そうな、気だるそうな感じは消えていた。

その後「GNRH1の還元」を唱え続けることで、それまでの「寝続けてしまう」が嘘のようになくなり、夜11時に寝て、朝7時に起きてウォーキングに出かけられるようになっていった。それまでは中高年の女性のような格好をしていたのが、だんだんとかわいらしい女の子の格好になり、おしゃれになっていった。

さらに女性は男性から交際を申し込まれるようになり、そんな自慢話を笑顔でしてくれた。その笑顔はものすごく素敵だった。

女性が高校生の頃、母方の祖母が亡くなった。女性は母方の祖母とはそれほど交流がなかったが、ちょうど更年期障害の症状が出始めていた母親には祖母の死が精神的なダメージとなり、うつ状態になりかけていた。その母親を見て、女性は〝心の傷〟を受けた。その心の傷で更年期障害の関連遺伝子のスイッチが入ってしまい、母親の代わりに更年期障害の状態になってしまったと考えられた。実際、女性の体調が悪くなってから、母親は元気になって娘のために動き回るようになっていた。

このケースで大切なのは〝仮説が間違っていた〟ということである。母親に連れられてきた女性を見たときに、普通の専門家だったら「精神的な病にかかった女性」という判断をしてしまう。女性は無表情だったし、緊張が強かったし、質問に対して適切な答えが返ってこない、という状態だったから。さらに精神科の偉いお医者様も「精神的な病で間違いない！」と言っていたので「精神的な病でしょう！」と決めつけたくなる。

けれども、遺伝子コードで試してみると、精神的な病のコードはいくら試してもヒットせず、最後にやっと更年期障害にたどり着いたのだ。普通の専門家からしたら「クライアントの反応だけを頼りにして仮説を棄却してしまうのはアホでしょ！」となる。「精神的な病にかかっているクライアントの感覚なんて頼りになるの？」と。

しかし、私の頭の中には「我以外皆我師」と言った宮本武蔵の言葉がある。クライアントを尊敬して、その反応を信じたときに最高の学びが得られる。クライアントの感覚を信じなければ、この結果は得られなかったように思える。治療者は思い込みを捨て、クライアントを〝尊敬〟してその反応を信じることがものすごく大切なように思える。特徴的な遺伝子のコードを使ってみると「自分の知識や経験、力などはすべて無意味である」ことがよくわかる。なぜなら、それらに基づいて出した仮説がクライアントの感覚によってすべて棄却されるから。棄却されて、まったく空っぽになった状態になったときに、何もなくて空っぽだからこそ、本当にクライアントを〝尊敬〟できる。そして〝尊敬〟したときに、治療者の特徴的な遺伝子のスイッチがオフになり、目の前の防壁は取り去られて新しい世界が見えてくる。これまで見えなかった世界がそこに広がっている。そこには幼子のように「すげ～！」と思える世界が広がっている。

悪態の遺伝子をオフにすると……

ある男性が「うちの母親はずっと人の文句ばかり言っているんです！」と言う。食事をしているときも、気持ち悪い事件の話ばかりして「本当に嫌な世の中よね～！」と言って同意を求めてくる。そんな話を聞いていたら食欲もなくなる。外に食事に行くと、過去のまずかったレストランの話ばかりする。目の前においしそうな料理が並んでいるのに、一気に気分が萎えて惨めな気分になる。

テレビを見ていても、ちょっとしたきっかけで近所の人の悪口に発展して、過去にどんなに嫌な体験をしてきたのかを話し始める。そんな母親の影響を受けて、その男性も人との会話が楽しくできず、人に対する批判ばかり頭に浮かぶようになり、誰とも仲良く親密になることができないと嘆いていた。

この男性に「FOXP2の還元」と唱えてもらい、「母親！」と思ってもらったら「あれ？　すっきりしました！」となった。これまでは、ちょっとでも母親のことを思い浮かべると、気持ち悪くなったりイライラしていたが、それがなくなってすっきりした気分でいられる、というのだ。

となると男性のお母さんもやっぱり、悪態の遺伝子がオンになっているから人に対する批判や悪口が止まらなくなるのだ、と仮説が立てられた。

母親も特徴的な遺伝子がオンになっていたから不快なことを口走るのが止まらなくなっていただけ、と思ったら、母親の話はBGMのように「ただ、そこに流れているだけ」と聞き流すことができるようになった。男性は母親に対して「嫌だな」と思ったら「FOXP2の還元」を唱えて、自分の遺伝子のスイッチをオフにするようになった。するとおもしろいことが起きた。

食事をしていて母親が「これ、美味しいね～！」と息子に話しかけた。

「え？」男性は自分の耳を疑った。

さらに母親は「あんたと食事をしていると何だか楽しいよ！」と笑顔で言った。

その笑顔を見たとき、目から熱いものがこぼれてきて、天井を見上げた。鼻をすすりながら、自分がそろそろこの家から出て行く時期がきている寂しさを感じた。「もう大丈夫！」と思えて、この家から出て行ける喜びも同時に感じていた。

なぜ母親の発言や表情が変わったのか？　さまざまな仮説が立てられる。

男性が母親の不快な話を聞いて、不快な表情をするから、母親はその息子の表情で電気発射を起こして、思っていることとは逆の不快な話が止められなくなっていた。男性が「ＦＯＸＰ２の還元」と唱えるようになって、母親に対する不快な表情が減ったことで、母親の電気発射も収まり、優しい言葉が流れ出した、とも考えられる。たくさんの可能性が考えられるが、その中でも、男性が自分の特徴的な遺伝子のスイッチをオフにすることで、自然と母親に対しても尊敬の念を抱くことができるようになった。母親が息子の尊敬の念に触れたときに、母親の特徴的な遺伝子のスイッチもオフになり、息子との一体感を感じられるようになった、というのがとても心地よい仮説である。

その一体感を感じたときに、お互いがお互いを心配し合う必要がなくなり「離れていても安心！」と感じられるようになる。そこに一体感の美しさがあるのかもしれない。

〝一体感〟を感じたときに、無条件で相手のことを信じて「大丈夫！」と思えるあの心地よさ。そこに本当の自由が見出せる。

根本原因は女王様の遺伝子

「○○さんて、すげー!」と誰に対しても唱えていれば、遺伝子のスイッチがオフになるんだから、それだけやっていればいいんでしょ。だったら、遺伝子のコードなんて説明する必要ないじゃない！と言われる。確かにそうである。ごちゃごちゃ余計なことを言わないで「○○さんって、すげー!」とだけ書いていればいいのかもしれない。でも、唱えるタイミングがとても重要だったりする。「いつ唱えたらいいの?」「どんなときに唱えたらいいの?」というタイミングがなかなかつかめなかったりする。特徴的な遺伝子は、自分たちの知らない間に活躍している。遺伝子のコードを調べてみると、それまで見えなかったものが見えてくることがあるのだ。

ある若い女性が「パチンコが止められないんですけど!」と相談にきた。

パチンコで生活費のギリギリまでお金を使って家族に迷惑をかけてしまう、という問題を抱えていた。仕事が終って家に帰る途中でパチンコ屋さんが目に入ってしまうと「ダメだ!」と思っても入ってしまう。「そんな自分が嫌だ!」と。

特徴的な遺伝子を探して、何が引っかかっているのかを探ってみることにした。アルコール、ギャンブルに関連する遺伝子の研究はなされており、いくつかの特徴的な遺伝子が見つかっている。

そこで女性に説明をして、遺伝子のコードを唱えて本来の自分を探す方法を一緒にやってみることにした。正直に言ってしまえば「欧米の研究で見つかっているギャンブル依存の遺伝子で落ち着くだろう！」と油断していた。

でも治療者が「これだ！」と勝手に決めつけて、クライアントさんに暗示をかけて、表面的な変化だけ起こすことは避けなければならない。だから〝帰無仮説〟で「ギャンブル依存の遺伝子じゃない！」ことをまず証明しなければいけない。

そこで「人の不機嫌な表情や不快感で電気発射が起きて脳にストレスが溜まり、その脳に帯電した電気がパチンコ屋を見たときに発作を起こすから、パチンコ屋に引き寄せられるように入ってしまうのでは？」と仮説を立てた。

その女性に「パチンコ」と思ってもらうと「何だかソワソワして居ても立ってもいられない感覚になる」と言う。人の不快感で電気発射を起こしてしまう「ギャブラ1の還元」を7回、頭の中で唱えてもらって、もう一度「パチンコ」と思ってもらうと「あれ？　さっきまでのソワソワ感がなくなってしまいました！」と言った。

「え～！　想像していたのとは違うんですけど！」

私は焦り、アメリカで研究されているギャンブル依存の遺伝子コードも唱えてもらったが「さっきの方がよかった！」、「余計に気持ち悪くなった！」、「これじゃないかも？」という反応。以前からギャンブル依存の人は人当たりがよくて優しい印象がある、と思っていた。それが「人の不機嫌な表情や態度で電気発射を起こしてしまう遺伝子があるからなの〜?」とわけがわからなくなった。

とりあえず2週間、パチンコのことが頭に浮かんだら「ギャブラー1の還元」を唱えてもらうようにした。上司や人の表情が気になっても唱えてもらうようにした。

2週間後「あれから3回しか行っていません」と笑顔で来られた。そして、ものすごく自己主張できるようになり、家族に対してもはっきりものが言えるようになった、とのこと。

自己主張ができるようになったのも嬉しかったが「毎日のように行かずにはいられなかったパチンコに3回しか行かなかった」というのはすごい。でも「その3回とは何なんだろう?」と興味深かった。

そこで「今度こそはギャンブル依存の特徴の遺伝子が引っかかるだろう!」と思って、その女性のために用意したリストを試してみることにした。けっこう念入りに調べていたので、宿題をちゃんと済ませて授業が始まるのを待っているようなワクワクした気分になっていた。女性に「パチンコ」と思い浮かべていただくと、前回とは違って「息が詰まるような感じがします!」と言う。「息が詰まる感覚って何なんだ?」と思いながら、それに関係しているであろうギャンブル依存の遺伝子を試してみたが「息苦しさは変わりません!」の連続だった。そのうち「下手な鉄砲も数うちゃ当たる」状態になっていた。調べてあったすべての玉を使い果たしてしまった。ギャンブル依存症の底つき状態はいまの私だ～と心の中で思いながら天を仰ぎ見る。そんなときにひらめき「ＤＲＤ１の還元」と７回唱えてもらった。

すると女性は「あれ？　胸の苦しさがなくなった！」と言う。

ＤＲＤ１はいろいろな役目があるのだが、私がイメージしたのは蟻のカースト制度に関係した遺伝子であった。蟻はホルモンであるドーパミンの分泌レベルで働き蟻と、女王蟻の役目が決まってしまう。要するに、このＤＲＤ１に問題があると集団の中で「見下される」、「蔑まれる」という立場に自動的になってしまう、という仮説である。そんなことを話すと「なんでそれがわかるんですか？」と言う。

実はその女性、優秀な人たちの中で働いていて、常に劣等感でいっぱいで職場の中が苦しくて仕方がなかった。いつも「ここは自分の居場所じゃない！」と思っていた。「その苦しみから逃れるために、そうじゃない人たちが集まるパチンコ屋に行ってしまっていた。

「ＤＲＤ１の還元」を唱えてから、女性は職場の中で萎縮することがなくなった。「適当なことを言ってはいけない」と自分の意見を言ったことがなかったのに、「みんな適当なんじゃん！」と思ったら、自分の意見をバンバン出せるようになって、仕事を次々と任せられるようになった。だから残業が増えちゃってパチンコに行っている暇がなくなったんです！　と嬉しそうに言った。

そこには、にこやかに女王様の階段を軽やかに駆け上がっていく姿があった。恐るべしＤＲＤ１！

女性の唱えるタイミングは、パチンコだけではなかった。人との関係でストレスが溜まってしまうこと、みんなの中で苦しさを感じてしまうことが一番の問題だったのだが、女性も私もそれに気がつかなかった。でも、こうして遺伝子のコードで検証してみたことによって、見えなかったものが見えてきたのだ。

石の下の日陰を好む虫

「自分は何をやってもダメなんです～！」と自信がない。だからなのか、いつも人の後ろにくっついていて、自分で何かを考えてやろうとはしない。まるで自分の意見は持っていないかのように、いつも他人中心に生きている。それがものすごく惨めである。周りのみんなは華々しく生きているのに、自分だけがゴミ溜めのような場所にいて、底にしがみついている。そこから一歩も先へと踏み出せない。

パチンコ依存の女性はそんなことを感じながら仕事をしていて、仕事が終わると、自分と同じような人たちが集まる場所へと足が自然に向いてしまっていた。

公園にあった大きな石をどかすと、たくさんの虫たちが、太陽の光に照らされた瞬間に、暗闇を求めてコソコソ走り回る様子が頭に浮かんできた。光のある場所を避け、暗くジメジメしたカビ臭い場所を求める。それがＤＲＤ１の仕業だったの！　と思ったら、ものすごく興味深くなってきた。

ＤＲＤ１に問題があるから、いつでもどこでも〝日陰〟に入ってしまう。権力を持っている人には決して逆らわないで、その意見に迎合してしまう。そして、ものすごく惨めな気持ちになる。怒りが湧くのだが、ＤＲＤ１の問題があるから「自分が意見を言ってもしょうがない！」となる。

溜まった怒りがストレスとなり脳に帯電して、脳機能を乱して、仕事でミスを連発する。集中力が低下し「仕事ができない人」という日陰の人が完成する。

男女の関係でも、相手の意見ばかりを聞いて、自分のしたいことを主張できない。主張しないから、どんどん相手に対する怒りが溜まっていく。そして思っていることとは逆の相手が嫌がることばかりするようになる。

さらには約束を忘れたり、時間を間違えたり、ものをなくしたり、ものを壊したり、散らかしたり等々を連発してしまう。相手との関係がどんどん悪くなって、相手の態度が悪くなっていく。相手の態度が悪くなっていくのに、日陰から出ることに不快を感じるから相手から離れることができない。それがＤＲＤ１の問題だったなんて知る由もなかった。日陰を好んで底に身を置いてしまうのは自分自身の性格の問題だと思っていた。

確かに遺伝子の特徴だから〝性格の問題〟で正解なのかもしれない。でも、その遺伝子である「DRD1の還元」と唱えてみると「あれ～？　いつの間にか日向が心地よくなってきた！」と変わってくる。

それまで通っていた、ジメジメしたあの臭いうるさい場所がものすごく不快に感じられて、光が当たる場所がものすごく心地よくなってくる。人から命令されても、自分の意見をちゃんと主張できる。意見を主張して相手が聞き分けがない人だったら、ちゃんと相手を無視して、自分のやりたいことを自然にやるようになって「気持ちいい～！」となっていた。

後から不快な罪悪感や後悔が襲ってくることもない。だって、罪悪感や後悔は日陰だから。その日陰に潜る必要がなくて「気持ちいい～！」で生きることが自然とできている。それがものすごく興味深い。

さらにDRD1に問題があった人が「DRD1の還元」と唱えていくと、何だかカリスマ性が出てくるから不思議である。それまで自信なさそうに申し訳なさそうに喋っていたあの人はどこかへと消え去って、静かに淡々と、ものすごく説得力のある喋り方をする人になっている。その淡々とした話を聞いていると、いつの間にか引き込まれて、知らず知らずのうちに「うん！　うん！」と大きくうなずいてしまう。

このカリスマ性は、唱えたから身に付いたのではなく、唱えることで底に隠れて見えなかった部分が表面化してきただけ。これが本来のこの人の姿なんだ〜！　と思ったときにちょっと恐ろしくなった。

人に話してしまうと……

「対人緊張で困っている」という男性がいた。

人前で緊張して、会話が続かない。人と一緒にいると相手の気持ちばかり考えて、いつもびくびくしてしまう。幼少期から引っ込み思案で、さまざまな努力をしてきたが変われないでいた。

人の中にいても、もっと積極的に自分の意見が言えるようになりたいし、会話の主導権を握れるようになりたい、とのことだった。

〝人前〟と想像してもらい、候補の遺伝子コードを特定し、人前に出るときに唱えてもらうことにした。

2週間後、男性は「まったく変わりません！」と言った。初めのうちは真面目に唱えていたけど、全然変わらなかったので唱えるのを止めてしまったと言う。

男性をよく観察してみると、確かに〝変わっていない〟という状態だった。

緊張感のレベルは前回からまったく落ちていなくて、怒りに充ち満ちてしまっている。その怒りに本人はまったく気がついていないで、周りを緊張させてしまっている。自分の怒りの影響で上がった周囲の緊張感でさらに怯えながらも怒り、周囲の緊張感を高める状態はまったく変わっていなかった。

本当は、人って、同じ状態を保つことの方が難しかったりする。人は時の流れに流されて、コロコロと変わっていく。それが「変わらない」というのには何かの工夫が必要となる。

男性に「この治療のことを誰かに話していませんか？」と尋ねてみた。

すると男性は「母には遺伝子のコードや治療のことを話していますけど！」と言った。

「おー、やっぱり！」

人間にはおもしろい性質がある。それは「成功したら自分のおかげ」となり「失敗したら相手の責任」という性質である。男性が母親に「遺伝子の名前を唱えたら積極的になるってカウンセラーが言っているんだ！」と言った瞬間に、母親は「そんなこと、あるわけがない！」と否定する。なぜなら、母親のおかげで変化したのだったら「成功したら自分のおかげ」となり母親は変化を受け入れられるのだが、それ以外の効果はすべて否定する性質があるから。自分のアドバイスで変化したなら理解できるが、それ以外は「あるわけがない！」と全否定してしまうのである。この「あるわけがない！」という言葉が〝現実〟となって「変わらない！」という現象を作り出す。

「特徴的な遺伝子の還元」と唱えても、そのカウンターである「変わらない」という言葉で中和されて「意味がない！」となってしまうから。言葉の力のすばらしさがここにある。

誰かからアドバイスされたことを人に話してしまうと、そのアドバイスの意味がなくなってしまうのは、それを聞いた相手が「自分以外のアドバイスが効くわけがない！」と思ってしまうから。人間ってものすごく興味深い。

でも、ここで「カウンセリングの内容を誰かに話してしまうと無意味になってしまうんですよ！」と言うのはカウンセラーの逃げのような気がしている。この「自分が思ったことを誰かに話さずにはいられない！」というのも一つの症状として認識する必要がある。

〝SHANK3〟があると「人の話を真に受けてしまう」というのがあるのだが、自分の中にあるものをすべて人に正直に話さずにはいられない、という特徴もある。

人から言われたことを疑って、他の人に確認したくなってしまう、という特徴の遺伝子も存在する。カウンセラーから言われたことを母親に話して確認したくなる、というのはGABRA1だったりする。

他には、人から言われたことを、他の人に悪口として流したくなってしまうFOXP2などもある。

本人が意図的に効果を打ち消すためにやっているのではなく、特徴的な遺伝子にそれをやらされてしまって〝変わらない〟という循環を作り出している、という仮説が立つ。

そこで男性に特徴的な遺伝子のひとつひとつを唱えていただき「変わらない！」という感覚が変化するのかどうかを検証する。すると〝男らしさ〟に関連する遺伝子である「ＫＡＬ1」を唱えたときに「あ！　不快感が消えたかも！」と言った。

男性らしさに関連する遺伝子であるＫＡＬ1を不安になる度に唱えてもらうと、男性はだんだんと自信に充ち満ちていった。職場でも自分が求めていることを上司にはっきりと伝えるようになり、部下に対して仕事を適切に振り分けて、実績が上げられるようになっていった。それまで、人に仕事を振ることができず、自分で抱えてあっぷあっぷして、ミスばかり繰り返していたあの男性の姿はなかった。

男性が自信に充ち満ちていくと、不思議と魅力的な人が男性に引き寄せられてくる。そんな魅力的な人と一緒に時を過ごしていると、さらに男性の魅力が増していき、どんどん人が引き寄せられていく、という現象を見たときに「いいな～！　俺もああなりたい！」と正直うらやましくなってしまった。

「変わらない！」というのも症状であるから、そこで柔軟にさらなる仮説を立てて検証する必要がある、とその男性が教えてくれた気がした。

第4章　尊敬は最強のカウンセラー

まことの矛盾

催眠のお師匠さんが紡ぎだす〝無意識さん〟の世界では脳内の電気発射は自然と中和され、脳の中に静けさがやってくる。その世界を紹介したのが『無意識さんの力で無敵に生きる』（青山ライフ出版）であった。

催眠のお師匠さんは失敗しない人だった。常にどんな状況においても、あの美しい無意識さんの世界をストーリーを使って紡ぎだし、脳内の電気発射をなきものにしていた。

電気発射が中和されていくとき、心地よい眠りのような無意識の世界へと誘われていく。私自身もあの本（『無意識さんの力で無敵に生きる』）を読んでいると、いつの間にかまぶたが閉じて、読み続けることができなくなってしまう。あのバラの詩人の詩が頭に響いてくる。

「ああバラよ、まことの矛盾よ、いくつものまぶたがありながら、誰の眠りでもない喜びよ！」と、いつの間にか頭の中に静けさが広がって、やがて無意識の深～い眠りのような世界に浸っていく。

〝無意識さん〟で電気発射を中和できるのなら、電気発射が起きる仕組みや、それに関連する遺伝子を探したりする必要はないのでは？　と言う声も聞こえる。けれども問題は、催眠のお師匠さんや短期精神療法の大家ミルトン・エリクソンのスクリプトの裏にある〝尊敬〟である。あの〝尊敬〟が、催眠のお師匠さんやエリクソンが生み出すスクリプト（そのお話を聞くだけで催眠状態に入り、物語の中に入っている暗喩で症状に変化が起こるようにデザインされた物語）には幾重にも練り込んである。他の人にはマネできない要素がいくつもある。

エリクソンは身体的疼痛、麻痺、色彩認識の問題などで常に苦しみの中にいたからこそ、クライアントに対する自然な〝尊敬〟が生じたと考えられる。それは、催眠のお師匠さんも同じだ。

特徴的な遺伝子のスイッチをオフにする〝尊敬〟を、普通のセラピストがスクリプトに練り込むことができるのか？　そこが問題である。あの〝尊敬〟を練り込んだスクリプトを使って、脳内に〝凪〟を作り出す方法を誰でも簡単にできるように、と真面目に取り組んでいるのがこれまでの経過なのである。

ここで目指しているのは、誰でもどんな人が使ってもいつでも同じクオリティーで効果が出せるセラピーである。「誰がやっても同じ結果が出せる」を目指している。

そんなことを完成させてしまったら、あなたの仕事がなくなるじゃない！　と言われるが、やってみたいのだ。

言葉の中に練り込まれている〝尊敬〟

催眠のお師匠さんの催眠のスクリプトで大好きなのがバラの詩人である。その中でもバラの詩人が橋のたもとに長い間座っていた老婦人に対してバラを贈った、というスクリプトはみごとであった。

誰も見向きもしないような、橋のたもとに座っている老婦人に対して、バラの詩人は一輪のバラを差し出した。するといつの間にか、いつもそこに座っていた老婦人の姿はなくなっていた、というストーリーである。たった2、3行で表現できるスクリプトであるが、あの一輪のバラが象徴しているものの、〝尊敬〟が、美しく表現されている。

精神病性障害の特徴的な遺伝子のスイッチがオンになっていたから、老婦人は何もない橋のたもとにずっとたたずんでいた。バラの詩人は言葉かけをすることなく、一輪のバラをまるで貴婦人に捧げるかのように差し出した。そのバラの詩人の〝尊敬〟の行為で老婦人の特徴的な遺伝子のスイッチがオフになり、自然と自分の残された人生を生きることができるようになった。

ブッダやイエスのストーリーの中でもそのような逸話が出てくる。

イエスのストーリーでは、イエスがある町に行ったときに、ザアカイという背が低い取税人がいた（取税人＝税務署で働く人。当時は罪人や遊女と同等の扱いを受けるような職業）。ザアカイは、有名なイエスを一目見ようとしたが、背が低くて見ることができなかった。たぶん、町の人もザアカイを嫌っていたので、ザアカイを遮って見せないようにしていたのかもしれない。そこでザアカイはイチジクの木に登って、上からイエスを眺めようとしていた。

イエスはイチジクの木の下を通り過ぎるそのとき「ザアカイよ、急いで下りてきなさい。今日、あなたの家に泊まることにしているから」と言った。

ザアカイは急いで下りてきて、イエスを迎え入れた。ザアカイはイエスに、財産の半分を貧しい人に施し、不正な取り立てをした人に対して４倍にして返す約束をした。

ザアカイは、低身長で人から忌み嫌われるお金持ちだったから、低身長の遺伝子と強迫性障害の遺伝子が重なっている「ＡＣＡＮ」のスイッチがオンになっていたのかもしれない。強迫性障害の遺伝子がオンになっていると、先々のことを常に細かく考えて不安でたまらないから、全財産を手放すことは決してできない。イエスは一言でそのスイッチをオフにしてしまった。

「ザアカイよ、急いで下りてきなさい」と。イエスのこの一言に、バラの詩人のあのバラと同じような、えも言われぬ〝尊敬〟が練り込まれている。その〝尊敬〟に触れた瞬間に、特徴的な遺伝子のスイッチがオフになる。一体感を感じ、余計なものすべてを手放すことができるようになる。

己を曝け出す尊敬は最強だが

イエスがザアカイに使った〝尊敬〟は、たぶんザアカイにしか効かなかった。「あなたの家に泊まるから」と言っても「何て厚かましい人でしょう！」とか、「前もって知らせてくれないで、何て失礼な人！」といった反応をする人もいるだろう。同じ状況であっても〝尊敬〟を受け取ることができる人とできない人がいる。

宮本武蔵は武者修行時代、有名な剣士である柳生石舟斎に戦いを申し込んだが、石舟斎は己の刀で一輪の花を断って、それを断りのメッセージに添えた。戦いを挑んだ他の武士は、その花を見ても何も感じなかったが武蔵だけは違った。他の剣士が真似できないような切り口であることを見抜いて、居ても立ってもいられなくなり、石舟斎のところに乗り込んだ。武蔵はものすごい形相で石舟斎の前にたどり着いたのだと思う。その武蔵の姿を石舟斎が見たときに、あの花で自分の太刀筋を見極められる能力の持ち主であることを悟った。石舟斎は武蔵の前で構えることはせず、無防備な己の姿を曝け出した。

「春風の如し！」暖かい緊張感のない穏やかなあの春風のように、石舟斎はたたずんでいた。武蔵はその姿を見て動けなくなってしまう。武蔵はここで初めての敗北を味わう。

石舟斎は武蔵を見た瞬間に、武蔵のすべてを見極めて〝尊敬〟し、己のすべてを曝け出した。その石舟斎の〝尊敬〟に触れた瞬間に、武蔵の特徴的な遺伝子のスイッチがオフになり、一体感が感じられるようになり、武蔵の人生が変わっていった（たぶんこんな話だったが吉川英治先生の小説とは違うかも）。

この「すべてを曝け出す」ような〝尊敬〟こそが、特徴的な遺伝子のスイッチをオフにする究極の技ではないか？　と思っていた。

そして、グループ療法やカウンセリングの中で、クライアントさんの前ですべてを曝け出す〝尊敬〟を使うようになった。クライアントさんを同士として〝尊敬〟し、カウンセラーは苦しみや憂いを曝け出す。

このカウンセラーが曝け出した苦しみや憂いを、クライアントさんの中に留めてくださったときに、お互いの〝尊敬〟が成立して、特徴的な遺伝子のスイッチはオフになる。それまで苦しんでいたものが自然となくなっていく。

小学生のお子さんのカウンセリングをしていたときに、お母さんが「先生とどんな話をしたの？」と家に帰ってから聞いた。すると「先生と僕との話は大切だから、お母さんには話せない」と子どもが答えた。それをお母さんから聞いて、涙がこぼれ落ちてきたことがあった。その子の〝尊敬〟に触れたときに、私の中の特徴的な遺伝子がオフになって、一体感が感じられた。

既刊『ミラーニューロンがあなたを救う！』では、この己を曝け出す〝尊敬〟の手法がメインになっている。曝け出して〝尊敬〟ぐらいしか自分にはできないと思っていた。〝曝け出す〟の背景にあるのは苦しんで生きてこられた方々への〝尊敬〟なのだが、そんなものは足で蹴られて踏みにじられ、つばを吐きかけられる。何度も何度も切り裂かれて痛みを感じているうちに、「〝尊敬〟を受け取るも受け取らないのも遺伝子の特徴なのかもしれない」と仮説を立てるようになった。

遺伝子の特徴で〝尊敬〟を受け取れなくなる、と仮説を立ててみると興味深くなる。遺伝子の特徴で〝尊敬〟が受け取れなくなっているから、特徴的な遺伝子のスイッチはどんどんオンになって〝一体感〟からどんどん遠ざかって、渇きが増していく。そんなことから、特徴的な遺伝子のスイッチを遺伝子の名前を唱えてオフにするという手法が生まれた。

尊敬を邪魔する遺伝子

〝尊敬〟が遺伝子と関わっている？　そんなことはこれまで考えたこともなかった。素晴らしい人と出会って、その素晴らしい人に自分の中にある素晴らしい本質を見抜かれたときに〝尊敬〟は生まれる、と信じていた。でも、どうやらその仮説が間違っていて、特徴的な遺伝子がそれを邪魔していることがわかってきた。

ある男性が「職場で自己主張できない」という問題で悩んでいた。

職場で異動などがあった際、初めのうちはうまくやっていけるのだが、だんだんと周りのみんなが自分から離れてしまい、やがて自分一人だけみんなと違う、どうでもいいような仕事をやることになってしまう。転職しても、初めのうちは期待されるが、やがて前の職場と同じように、どんどん隅へと追いやられてしまう。

男性は「自分がちゃんと自己主張をしないからそのような状態になってしまうのかもしれない」と思って相談にきたのだ。

もしかしたら、仕事が遅かったり、いくら教えてもちゃんと仕事を覚えないからみんながあきれてしまって、男性から離れてしまうのかもしれない、という仮説を立て、仕事の仕方を聞いてみた。すると男性は「仕事は人並みにできると思う」と言う。

そこで私は「職場の中では問題にならないくらい仕事がおできになるんですね」と確認した。すると男性が「あんたと一緒ぐらいな！」とつぶやいた。

「え？」と一瞬あっけにとられた。

「いま、何ておっしゃいました？」と自分の耳を疑いながら、男性に確認してみたら「いや、別に」

と。空耳か？　と思いながらさらに続ける。

「仕事はちゃんとできるのに、職場の中で人間関係がうまくいかなくなってしまうんですね」と確認してみると、男性はうつむきながら「お前もな！」とつぶやいて、次の瞬間に「そうなんですよ！　ちゃんと仕事はできているのに自己主張ができないからみんなが離れて行ってしまうんです」と言った。

「もし、も〜し！」

いま、〝お前もな！〟とおっしゃいましたよね、と確認したくなったが、その衝動は抑えた。

何だかものすごい現象が起きている。そこで男性に、

「職場で言ってはいけないことを言ってしまうことってありますか？」と尋ねてみた。

すると男性は「え、なんでわかるんですか、上司からそれは指摘されます！」と驚いている。

「いや、いま言ってましたけど！」と突っ込みたくなったが、本人の自覚がないことがはっきりしたので、そのままにしていた。それからも会話を続けたが、質問の途中で「本当かよ！」とか「お前がしっかりしろよ！」などが出てきたときには、男性と一緒に笑いたくなった。言ってはいけないことを言ってしまうのは、特徴的な遺伝子のスイッチが入っている、ということになる。

そこで遺伝子コードを唱えて、男性と一緒に仮説を検証してみることにした。

自分の感情が適切に感じられない〝失感情症〟を疑い「ANKK1の還元」を唱えてもらうと「し

っかりしろよ！」と言われてしまった。その後「ＤＣＤＣの還元」や「ＤＣＤＣ２の還元」、「ＳＬＩＴＲＫ１の還元」などを試したが、うまくいかない。もしかしたら悪態の遺伝子でもある失語症の遺伝子かもしれない！　と仮説を立てて「ＦＯＸＰ２の還元」×７を唱えてもらった。そして「自己主張」と思ってもらうと、男性は「あれ？　何だかすっきりした気分かもしれない！」「何だか、ちゃんと自己主張ができるかもしれない！」と笑顔になった。それから男性は頻繁に「ＦＯＸＰ２の還元」を唱えるようになった。

驚いたのは次の面接のときだった。

男性と話すと、以前だったらボソッと「お前もな！」とか「しっかりしろよ！」などのツッコミが途中で入ってきた。だから、イラッとして会話が途中で止まってしまう。男性が意識をして言っていないのはわかっているのだが、ものすごくポイントを突いたツッコミが入るので、足をすくわれる感じで、どんどん不快な気分になっていき、やる気を削がれていた。それがまったくなくなっている。

会話がスムーズに進んでいて、ものすごく楽しい。会話をして笑えて、そして一体感が感じられる。何だか一緒にいて楽しい！

職場でも同僚から「ものすごくポジティブな発言が多くなっている！」と言われて、人がどんどん寄って来るようになった、という。

それまで、口を開けば会社や人に対する文句しか出てこなかったのに、自然と楽しい話ができるようになり、人のことが尊敬できるようになっていた。そんな男性から素直な感謝の言葉を受けたときに、ものすごく恥ずかしい気持ちになって、顔が真っ赤になってしまった。

このとき「確かに、悪態の遺伝子のスイッチがオンになっていたら〝尊敬〟なんかできるわけがないよな」と実感した。

この悪態の遺伝子がオンになっていたから、他の特徴的な遺伝子も一斉にオンになって、男性はハリネズミみたいな存在となってしまい、会社の中で邪魔者扱いされてきた。

その遺伝子のスイッチをオフにしたときに、男性の環境が変わっていった。人が寄ってくるようになり、いつしか周囲の人から尊敬されるような存在に変わっていった。

尊敬を難しくする天才の遺伝子

感覚過敏の遺伝子だと考えられるＮＬＧＮ４Ｘがあると、他の人が見えないものが見えたり、感じられないものが感じられてしまう。ちょっとした味付けの違い、音のずれなどが「ピン！」と感じられて「違う！」とすぐにわかってしまう。それを他の人に伝えても「考えすぎよ！」とか「そんなこと気にしてもしょうがないじゃない！」と取り合ってくれない。誰も自分が感じている感覚をわかってくれないし、理解してくれようとはしない。誰にもわかってもらえないし、馬鹿にされてしまうので、自分の感じたことを相手に伝えるのをやめてしまう。凡人である両親などは問題外である。ものすごく優れた人しかこの感覚を理解してくれない、と考えるようになり、理解できない自分の周囲の人間を馬鹿にするようになる。

自分の考えや言動に理解を示さない奴らはみんな頭が悪い連中である、と頭の中で相手を馬鹿にする。すると特徴的な遺伝子のスイッチがオンになってしまい、人から親切にされたり、哀れまれたりすると脳内で電気発射が起きて固まって何もできなくなってしまう（ギャバーグ2）。

職場で仕事ができていなくて、上司から「マイケル、大丈夫か？」と言われた瞬間に脳内で電気発射が起きて〝やる気〟が一気に失せてしまう。「やらなければ！」とわかっているのに脳内の電気発射で上司の顔がフラッシュバックしてきて「自分は馬鹿にされている！」という感覚になり、グルグル怒りが巡って仕事に集中できなくなる。「あのアホ上司め～！」と思ってしまえば、さらに特徴的な遺伝子のスイッチがオンになって、夜中に不快なことが頭を巡り興奮して眠れなくなってしまう。眠れないとさらに特徴的な遺伝子のスイッチが片っ端からオンになって、うつ状態を発症して動けなくなり、会社に行けなくなる。

特徴的な遺伝子のスイッチをオフにする鍵が〝尊敬〟であれば、マイケルがこのうつ症状から回復するのは非常に難しくなる。なぜならＮＬＧＮ４Ｘがあって、天才的な感覚を持っているから。天才の遺伝子であるＤＩＳＣ１も同じであるが、自分の感覚は優れていて、凡人にはわからない！　という状態になってしまうと〝尊敬〟からかけ離れてしまうので、遺伝子のスイッチをオフにするのが困難になる。

お金持ちがイエスから「すべてを売り払って、〝貧しい人〟に施して私についてきなさい」と言われたときに、悲しい顔をして去っていったのと同じ状況になる。

優れた知能や感覚があればあるほど、それを捨てて「凡人を尊敬する」ことが困難になる。マイケルは自分と同じような優れた能力の持ち主に認められて尊敬してもらえばこの状況から抜けられると思っている。

専門家がこれを聞いたら「病的なナルシシズムですね！」と判断する。でも実際は、ＮＬＧＮ４ＸやＤＩＳＣ１の優れた感覚や知能の世界を理解できる人がいたら〝尊敬〟することができるから、自分を縛っている特徴的な遺伝子のスイッチがオフになる。だから「自分と同じように優れた能力の持ち主と出会いたい」となる。そして、ネットの世界や自己啓発本などを読みあさって、自分と同じような感覚を持った優れた人物を探そうとするのだが、失望して怒って、さらに特徴的な遺伝子のスイッチがオンになる、ということを繰り返す。

さらに人が尊敬できなくなる「ＣＨＲＮＡ４」の遺伝子がオンになっていると、どんな優れた人に接触しても、その人のダメなところばかりに目がいって「尊敬できない！」となってしまうから目も当てられない。ダメ出しの遺伝子である「ＦＯＸＰ２」があっても同じで、誰に会っても、その場はいいのだが、後から相手の言動に対するツッコミが次から次へと湧いてきて〝尊敬〟は続かない。この状況を考えていくと「金持ちが天の国に入るのは、ラクダが針の穴を通るぐらい難しい」ことがよく理解できる気がする。

そこで人と接触する前に「ＮＬＧＮ４Ｘの還元」×７を唱える。

すると、それまで馬鹿に思えていたあの人のことが「けっこう、いいかもしれない！」と思えてくるから不思議である。「いいかもしれない！」と思ったときに〝尊敬〟が脳内でアクティベートされて、特徴的な遺伝子のスイッチがオフになる。

「ギャバーグ２の還元」×７を唱えると、人から優しくされたときに、電気発射が起きなくなり「こいつ俺のことを馬鹿にしている」などの被害妄想的な思考が湧かなくなり「ありがたい！」と素直に受け止められ〝尊敬〟となり遺伝子のスイッチはオフとなる。

天才的な能力を持っているから〝尊敬〟は難しくて、特徴的な遺伝子のスイッチをオフにするのは人の力では無理である、とこれまで考えてきた。けれども、ここで「言葉で遺伝子のスイッチをオフにしちゃえばいいじゃない！」と考えたのである。

暴走している遺伝子のスイッチをオフにするだけで、不思議とこれまで感じることができなかった

〝一体感〟が感じられるようになる。唱えていたら、これまで執着していたものを自然と捨て始めて、身軽になっていく。身軽になればなるほど、ますます〝一体感〟が感じられるようになる。あんなに捨てよう捨てようと思っても捨てられなかったものが簡単に捨てられるようになっている喜び。そして、〝一体感〟の喜びをかみしめながら自由に飛び回る。なんだ〜！　自由になれなかったのは天才の遺伝子が影響していたからなんだ〜！　爽やかな風を頬に感じながら、そんなことをフッと考える。

皮膚の下にある美しさを見る

クライアントさんの変化を目の当たりにしたとき、ブッダの〝尊敬〟の意味が見えてきた気がした。ブッダは皮膚が作り出す容姿の美しさを見出すのではなく、その下にある筋肉でも、さらに下にある骸骨でもなく、さらに下の〝無〟に美しさを見出していた。だから、どんな相手を目の前にしても「美しい！」とその人の中にある美を見出し、その美しさに〝尊敬〟が宿っていた。

ブッダがその人の本質的な美しさを見出し、ブッダの〝尊敬〟に触れた人たちの特徴的な遺伝子はブッダの〝尊敬〟でオフになり、まさにブッダが見ていた〝無〟の姿となり、ブッダと〝一体感〟が得られたのではないか。

悪態の遺伝子がオフになった男性の姿を見たときに、ブッダが見ていたであろう男性の姿が表面化して、周囲の人たちはそこに美しさを見出すようになる。そして、男性を〝尊敬〟したときに、周囲の人たちの特徴的な遺伝子もオフになって〝一体感〟が感じられるようになる。

ただ「ＦＯＸＰ２の還元」と唱えるだけで、それまでとまったく違った印象になってしまうことから、ふだん見ている世界はなんと歪んでいることか、と思ったりする。それまでの現実は、歪んだ幻想の世界を見て悪態をついているようなもの。特徴的な遺伝子のスイッチがオンになり、世界はさらに歪んで見えて、という悪循環になり、〝一体感〟とは無縁な世界が作り上げられているのだ。

たぶん、催眠のお師匠さんやミルトン・エリクソンなどは、ブッダと同じようにその皮膚の下を見ることができ、そして感じることができたから自然と目の前にいるクライアントさんを〝尊敬〟できていたのだと思う。その〝尊敬〟に触れたときに、クライアントさんの特徴的な遺伝子のスイッチがオフになる。そして奇跡が起こる。

それは奇跡でもなんでもなくて、常にそこにあるものが表面化しただけ。土をかぶっていた原石が表面に出てきただけなのだ。誰のおかげでもない、なぜなら、常にそこに変わらずあるものだから。

「○○さんって、すげー！」はブッダやお師匠さんたちが見ていた世界を簡単に見る方法である。あの人の皮膚の下にある、骸骨の向こうにある本質的な美しさに触れて〝尊敬〟し、特徴的な遺伝子のスイッチをオフにする。特徴的な遺伝子がオフになれば、歪んだ世界の向こう側が見えるようになり、さらに美しさを見出すことができ「○○さんって、すげー！」を連発したくなる。そこに本当の〝尊敬〟が生まれ、それに触れた人たちの特徴的な遺伝子のスイッチもオフになっていく。そして、世界が本来の姿へと戻っていく。一体感が当たり前のようにある世界がせり出してくる。

遺伝子の一本、一本がほぐれていく

ブッダは誰と接触しても、その皮膚の向こうにある美しさを見ていたから、誰に対しても〝尊敬の念〟が持てていたと考える。この「誰に対しても」というところがすごいことである。

一般の人は皮膚の表面しか見ないから、表面を見て「あの人紳士的でかっこいい～！」と一瞬は尊敬するのだが、次の瞬間、その人の不機嫌な顔を見たら「幻滅～！」と今度は卑下するようになってしまう。

芸能人でも「あの人、清純そうで素敵～！」と尊敬するのだが、いったんスキャンダルが報道されると「あの人、あんなことをしていたんだ～最低～！」と卑下する。

この現象は〝諸行無常〟を表していて「この世の現実はすべて、姿も本質も常に流動的で変化するもの」ということを教えてくれる。だから皮膚の表面を見て「この人、すげ〜！」と尊敬しても、それはすぐに移り変わってしまうから、やがて「この人最低〜！」とそれまで美しく輝いていた〝尊敬〟は朽ち果てていく。尊敬を失ってしまえば、特徴的な遺伝子のスイッチは次から次へとオンになり、本質的な自分の姿とはかけ離れて、本来の自分が感じていたであろう〝一体感〟が感じられなくなる。一体感が感じられなくなれば〝渇き〟を覚える。何をしても、何を飲んでも、その渇きは癒されなくなる。

皮膚の表面の〝尊敬〟では、その〝尊敬〟の威力には限界がある。だから、ブッダの見ていた皮膚の向こう側の世界が必要になるのだが「そんなのちっとも見えてこないんですけど〜！」となる。

そこで「○○さんって、すげー！」が出てくる。

ブッダのように皮膚の向こうの美しさを見ることができなくても、言葉でそれを作り出してしまうのが「○○さんって、すげー！」のテクニックである。遺伝子のコードを唱える方法では「コードの意味を知らなくても反応する」という不思議な現象がある。唱えるだけで特徴的な遺伝子がオフになり、変化が起きる。

ということは「○○さんって、すげー！」と唱えるだけで皮膚の向こうの〝尊敬〟を生み出すことができるのではないかという仮説である。

皮膚の表面ではなく向こう側なので、誰に対しても「○○さんって、すげー！」と唱えたときに、ブッダが見ていた世界がかいま見えてくる。次から次へと、唱えることで生み出される〝尊敬〟で特徴的な遺伝子はオフになっていき、本来の自分の姿へと戻っていく。

本来の姿へと戻ったときに、これまでずっと求めていた〝一体感〟が得られて、あの苦しみの元となっていた〝渇き〟が癒えていく。〝一体感〟から安心と安全の中に生きられるようになり、意識的ではなく、自然とすべてのものに美しさを見出すことができるようになる。そうなってしまえば、これまで特徴的な遺伝子のスイッチがオンになっていたから〝一体感〟が得られなかった、ということがはっきり見えてくる。〝尊敬〟に触れてオフになったときに得られる一体感はものすごく心地がいい。

ただ本書では「○○さんって、すげー！」の説明だけでは、「どの特徴的な遺伝子が邪魔していたのか？」とか「そのスイッチをオフにすることでどんな変化が起きたのか？」がわかりにくい。だから特徴的な遺伝子の仮説を立てながら、遺伝子コードを唱えることで何が見えてきたかを紹介している。

これまでの主なカウンセリングでは皮膚の表面の特徴を扱うしか方法がなかった。でも、皮膚の向こうにある遺伝子コードを使って検証してみると、これまで見えなかった世界が見えてきて、本当の意味でクライアントさんを尊敬できる。そして、そのクライアントさんの〝尊敬〟に触れたときに、自分自身も自然と変化していく。特徴的な遺伝子の一本、一本がほぐれていく。

大事なことなので何度も書くが、ここでのポイントは「○○さんって、すげー！」を唱える対象が、自分が「すごい！」と思った人だけではないこと。その常識を変えるために〝ブッダ〟という存在を使っている。言葉にしてしまうと「人に対して優劣をつけるんじゃなくて、誰に対しても〝○○さんって、すげー！〟と唱えるんですよ！」ということ。

でも人ってそれを読んだとたん「誰に対しても〝尊敬〟するんですよ！」と言われている気がして「やっぱり、あの人のことは尊敬できない！　唱えられない！」と自動的に壁を作ってしまう。「あの人は尊敬できない！」と判断したとたんに、特徴的な遺伝子のスイッチはオンになる。

イエスの弟子が「信仰の創始者であり、完成者であるイエスから目を離さないでいなさい」と言っている。その他は見ないでイエスだけ見なさいと言っている。なぜなら、他を見てしまったら〝尊敬〟から離れてしまうから。尊敬できる人を1人に定めて、その人だけを尊敬し続けるというのはありだが、目の前の実在の人物だと必ず諸行無常が起きる。尊敬できない部分が見えてきて「尊敬できない」となったとき、特徴的な遺伝子のスイッチがオンになるので「こんなことをやっても意味がない！」と判断されてしまう。

だから、〝ブッダ〟を使って皮膚の向こうの尊敬を繰り返し「誰に対しても尊敬」が簡単にできるように試みている。表面ではない、その向こうにある姿を尊敬する。そんなことはこれまで〝賢者〟しか実践できなかったが、遺伝子の暗喩を混ぜることで「唱えるだけでそれができる！」というおもしろい手法がこれである。

こんなことを書いて説明してしまうのはどうかと思ったが、ここはあえて書いてしまった。

すべてを捨てるの？

ある家族の方から「人はなぜ、歳を取るとその人の嫌な特徴ばっかり出てくるようになるんですかね～？」と尋ねられた。旦那さんが歳を重ねるほど文句が多くなって、ちょっとしたことで怒り出し、家族に毒を吐くという。若かった頃もたまには「この人嫌だな～！」と思うことはあったが、いまは毎日がこんな状態で困ってしまう、という。

脳的に考えたら、行動や衝動を制御する前頭葉の機能が低下したためとも考えられるが、遺伝子的に考えてみると違った仮説が立てられる。年齢を重ねて知識や経験が豊富になり「自分が一番！」という状態になったときに〝尊敬〟から離れて、特徴的な遺伝子のスイッチがオンになってしまったのではないだろうか。

〝戦士の遺伝子〟がオンになり「ガオー！」と雄叫びを上げる。さらには〝悪口雑言の遺伝子〟がオンになり「愚痴グチグチ～！」が止まらなくなってしまう。その状態で「あなた！　そんなこと言うのやめなさいよ！」と注意されると、ますます〝尊敬〟から離れていくので〝相手の不機嫌さで電気発射を起こす遺伝子〟のスイッチもオンになり、頭が真っ白になっていつの間にかゴジラに変身して家具や食器を破壊してしまう。

家族に毒を吐いたり破壊したりする音が近所に響き渡り、近所の人からも白い目で見られるから、さらに〝尊敬〟からかけ離れて〝記憶喪失の遺伝子〟のスイッチもオンになり「あれ？　俺って何をやっていたっけ？」と思い出せない。財布や眼鏡をどこかに忘れてしまって、自分が訪ねた食堂などに電話をかけまくる。「財布がそちらに落ちていませんでしょうかね？」と電話をかけたとき、受けた方から「この人ボケてんじゃない？」とボケ老人扱いされ、さらに〝尊敬〟から離れていき、どんどん特徴的な遺伝子のスイッチがオンになり、周囲との間に高い壁が作られていく。特徴的な遺伝子に囲まれて、まるで檻の中に閉じ込められてしまった状態になる。

そんな檻の中で「俺はこんなに素晴らしいものを持っているのに誰も俺のことをわかってくれないし、尊敬してくれない！」と悲しむが「この俺の素晴らしさをわからない奴らが悪い！」となってしまうので、ますます〝尊敬〟から遠く離れて、特徴的な遺伝子の壁はどんどん高くなって「素晴らしい自分！」を固く守り続ける。

そんな姿を見るときに、ブッダがなぜ名誉、地位、財産、家族、そして自分の子どもまで捨てたのか理解できる気がした。高い地位にあったブッダはものすごい知識も兼ね備えていたはずだが、そんな知識も捨て去ってしまった。なぜなら知識や財産などをたくさん持っていればいるほど〝尊敬〟とはかけ離れてしまい、特徴的な遺伝子のスイッチが次から次へと入って〝一体感〟が得られなくなり〝渇き〟の中に苦しむことになるから。

あるお金持ちの若者が「永遠の命を得るためにはどんなことをしたらいいんでしょう？」とイエスに尋ねてきた。イエスが「神の教えを守りなさい」と言うと、若者は「それは守ってきました。他に何が足りないのでしょう？」的なことをイエスに言った。するとイエスは「完全になりたいと思うなら、家に帰って持ち物を売って、貧しい人に施しなさい。そうすれば、天に宝を持つようになろう。そして、私に従ってきなさい」と若者に言った。若者は悲しみながら去っていった。

このエピソードの直前にこんな話があった。人々がイエスの周りに集まってきて、子どもも一緒にイエスの近くに連れてこようとしたので、弟子たちがそれをたしなめた。するとイエスは「幼子らをそのままにしておきなさい。私のところに来るのを止めてはならない。天国はこのような者の国である」と言った。

幼子の特徴は知識、名誉、地位、財産など、何も持っていないこと。だから手放しで「イエスって、すげ〜!」と目をまん丸くして〝尊敬〟ができる。子どもたちは「何がすげ〜のかわからないけど、すげ〜!」と尊敬することができちゃう。

その一方で、お金持ちの若者は、イエスに質問したにもかかわらず、イエスから答えをもらったら

「それってやってますけど！　何か？」と〝尊敬〟とはかけ離れた返答をしてしまう。これは返答の仕方の問題ではない。持っているものすべてが〝尊敬〟を妨げるから、特徴的な遺伝子のスイッチがオンになって、それが壁となってしまい物事の本質が見えなくなるだけ。だからブッダはすべてを捨ててしまったのだと考える。

幼子のように何も持っていない状態に戻ることで「すげー！」と目をまん丸くして尊敬できる。「すげー！」と尊敬したときに、特徴的な遺伝子のスイッチがオフになり、本来の自分の姿に戻って、物事の本質が見えてくる。すべてのつながりが見えてきて、そしてそこにある〝一体感〟を感じることができるようになる。「みんな、つながっている～！」を感じられる喜びよ！

特徴的な遺伝子は防壁

なぜ特徴的な遺伝子のスイッチがオンになってしまうのだろう？
「人が尊敬できなくなるとスイッチがオンになってしまう」というのはおもしろい考え方であるが、そこに意味がある。もし、人に対して無条件で信頼できるのなら自分を守る必要がない。だから、特徴的な遺伝子のスイッチはオンになる必要がない。まして相手を〝尊敬〟するのならば、特徴的な遺伝子は必要なくなるからスイッチはオフになる。そう考えてみると、特徴的な遺伝子は自分を守る壁であり防壁なのだ。

親から暴言を受けてきた子どもは、脳の言語野の特徴的な遺伝子がオンになってしまい、言語野のニューロネットワークが他の人よりも厚く複雑になってしまう。親の言葉を直接受けると傷ついてしまうから、言語中枢のニューロネットワークを幾重にも複雑に組み、酷い言葉をうまく吸収してダメージを受けないようにしている。

その結果「他の人の言っている言葉がよく理解できない！」となってしまう。人の言葉を一回で聞き取ることができず「何を言っているんですか？」と聞き直すこともできず、人とのコミュニケーションがうまく取れなくなっていく。

「人の言葉を一回で受け取れない」のは、特徴的な遺伝子が暴言でダメージを受けないように防壁を作っているから、という仮説を立ててみると非常に興味深い。

その防壁のために、常に鎖国状態で戦闘モードになっているから、人との一体感なんて感じられないし〝平和〟など訪れることはない。

「○○さんって、すげー！」を唱えて防壁を落としてしまえば、国交が始まる。感情が通じ合うようになって、心がどんどん豊かになっていく。そんな単純なことなのかもしれない。

ある女性が「男性と親密になれない！」という悩みを抱えて相談にきた。

「男性と一緒にいると、緊張しちゃって喋りがぎこちなくなって、会話が長く続かないし、喋っていても楽しくない」とのことだった。

「男性恐怖」の問題があるのかなと思ったが私の前ではスラスラ喋っている。この調子で喋れているのだったら、他の男性とも会話は普通にできているのでは？　と仮説を立て、質問してみた。

「具体的に、男性との関係でどうなったらいいんですか？」とストレートに聞いてみた。

「男の人からおごってもらいたいんです！」と言う。

「え？」と一瞬自分の耳を疑った。さっきまで会話の話をしていたのに「具体的に」と質問をしてみたら「おごってもらえるような女の子になりたい！」と言うのだ。

「へ～！　ストレートでわかりやすい！」とちょっと感心した。

男性から食事に誘ってもらう確率が低く、誘ってもらっても高い食事をおごってもらうことはほとんどない、と言うのだ。

「高いものをおごってもらえる女性になりたい！」というのは「なるほど！」という要望だった。

そこで遺伝子のコードで試してみることにした。

「おごってもらう」と女性に考えてもらったときに「何だか居ても立ってもいられない感覚になる！」とのこと。

そこで男性が不機嫌になると電気発射を起こしてしまうから、それが怖くて〝おごってモード〟になれないのでは？　と考えて「ギャブラ１（ＧＡＢＲＡ１）の還元」と唱えていただいた。そして再び「おごってもらう」と思ってもらったがやっぱり「居心地が悪い！」となった。

だったら相手から親切にされると電気発射が起きてしまう「ギャバーグ２（ＧＡＢＲＧ２）の還元」なのではと仮説を立てて唱えてもらったが、やっぱり「お尻がそわそわして落ち着かない」とのこと。

その後も人の気持ちを考え過ぎちゃうとか、細かいことがものすごく気になっちゃう遺伝子とか、考えられる仮説をたくさん試してみたがすべて棄却されてしまった。そんなときに「待てよ！」とフッと悪知恵が浮かんだ。

心理学の教科書に、魅力的な女性には魅力的な男性が近づいていく、とあったのが頭に浮かんできた。そうであるなら、遺伝子的に〝魅力的な女性〟に切り替えちゃえば、魅力的な男性からのアプローチが受けられるかもしれない、と仮説を立てた。そこで「ＺＮＦ３６５の還元」と唱えてもらった。

すると、女性はこれまでと違った反応を示した。

「あれ？　これはちょっといいかもしれない！」と。

そこで今度は「ＬＣＯＲＬの還元」と唱えてもらった。

すると「これです！　これ！」と女性は言った。「ほー！」と私は感心した。

「この遺伝子はなんですか！」と女性は目をキラキラさせて尋ねた。

女性らしさの体形に関連する遺伝子であることを説明したら、女性は「うん！　うん！」と嬉しそうに頷いた。

その日からあの引っ込み思案だった女性の態度ががらりと変わった。

そして「先生！　男性から高級なお寿司をおごってもらったんです。すごいでしょ！」と満面の笑みで報告してくれた。

女性を見ていたら、女性らしさの体形の遺伝子って積極性にも関係しているんだ！　と内心びっくりした。このときに、この女性の防壁が見えた気がした。

女性らしくすると、母親から嫉妬されるからそうしないように努力してきた女性だった。この方の母親はちょっと女優さんみたいなところがあり「私が一番！」という振る舞いをしていた。父親が「お前はかわいいな〜！」と頭を撫でたとき、母親が女性を「キッ！」と睨みつけたという。女性は「そのときから、自分の女性性を隠すようにしてきたんです」と初回面接のときに言っていたが、自分の中ではパズルの全体像が見えてこなかった。

特徴的な遺伝子のスイッチがオンになって、魅力的な女性である本来の姿に防壁を張って封印していた。だから「本来はおごってもらえるはずなのにおごってもらえない！」という現象が起きていた。女性らしくなると母親から愛されなくなり、殺されてしまうかも知れないと思った瞬間から、特徴的な遺伝子のスイッチをオンにした、という仮説はものすごく興味深い。

特徴的な遺伝子を〝自分を守る防壁〟と考えてみると、これまで守っていただいたことに感謝して、手放すことができる気がしてきた。

「これまで、守ってくれてありがとう！」

いまの自分にはもう必要ないからありがとう！

もう、素のままで生きても大丈夫ってわかってきたから！

美しい世界

特徴的な遺伝子のコードで検証してみると「あ！　この女性が言っていたことは本当だった！」とびっくりする。どんな遺伝子のコードなのかは前もって説明しないで「ＧＡＢＲＡ１の還元」と唱えてもらったときは「変わりません！」であった。それが「ＺＮＦ３６５の還元」と唱えてもらうと「あれ？　ちょっと違うかも？」となったとき、鳥肌が立った。これは女性のバストアップの遺伝子であった。

さらに、女性らしい体形の遺伝子である「ＬＣＯＲＬの還元」と唱えたときに、それまでの女性の

「おごってもらう」に対する不快感が消えたことから「本当に女性らしさを遺伝子のスイッチで封印してしまったんだ！」とものすごく納得して「すげ〜！」となった。

特徴的な遺伝子のスイッチがオンになっているので、女性らしく振る舞おうとしてもできなかったのだ。このコードを唱えた瞬間から「変身！」となって外見がみるみる変わっていくわけではないが、女性が不思議と自信に充ち満ちていったのは、唱えた瞬間から遺伝子の還元により脳内にあるセルフイメージのマッピングが変化して「美しい自分！」へと変わっていくから。だから自然と胸を張って、顔を上げて、表情筋が適度に引き締まっていき、魅力的な姿になる。そして、唱えているうちにだんだん体形が変わっていく。

以前から、虐待された女性のトラウマを治療していくと、「バストのサイズがアップした！」という報告を何度も受けたことがあった。遺伝子のコードを唱えても同様のことが起きるということは、「やっぱり虐待とかトラウマって特徴的な遺伝子のスイッチをオンにしちゃうんだ！」ということである。だから不快なことがあったら「○○さんって、すげー！」と唱えていくと、特徴的な遺伝子のスイッチがオフになって、本来の自分の姿になっていく。

すると本来の自分から見た現実の世界が見えてきて「あれ？　私、いままで悪夢を見ていたみたい！」となる。自分が醜くて、おどろおどろしい世界にいると思っていた。でも、〝尊敬〟で特徴的な遺伝子が元の姿に戻ったときに、すべてが幻想であることに気づく。目の前には美しい世界が広がっているのが見えてくる。そして、自分はその世界でいろいろな人とつながっている〝一体感〟が感じられる。特徴的な遺伝子の幻想が解けたときに、そこにあると思っていた〝恐怖〟はすべて幻想で、そこには無限の安心と安全が広がっていた。それがものすごく心地いい。

言葉で〝尊敬〟を作り出す

カウンセラーもクライアントと接するときには、自分の知識を捨てて〝空〟にならなければ〝尊敬〟はできない。尊敬できなければ、カウンセラーの特徴的な遺伝子が〝防壁〟となり、その防壁の外に広がっている素晴らしい世界を見ることが難しくなる。知識があればあるほど、その知識で人を裁いたり批判したりしてしまう。すると特徴的な遺伝子は次から次へとオンになって、ますます高い防壁ができてしまう。

イエスが「金持ちが天の国に入ることは、らくだが針の穴を通るよりも難しい」と言ったのは、お金でも知識でもたくさん持っていればいるほど、それを手放すのは難しいからだ。その持っているものが他者との関係で自分を守る〝壁〟となっている。防壁を崩してしまったら自分がまったくの無防備になってしまう。それが怖いから「防壁をすべて捨てて」なんてことはできなくなる。「幼子のようでなければ、神の国に入ることはできない」という言葉が身にしみる。

特徴的な遺伝子のスイッチがオンになってしまったら、他者との間には防壁だらけになって〝一体感〟など得られない。〝一体感〟が得られなければ、そこには〝安心感〟も〝安全〟も感じられない。安心も安全もないのだから、〝神の国〟なんてその人の中に存在しなくなる。

幼子のようにシンプルに心から「すげー！」と思えたときに、特徴的な遺伝子はオフになり〝一体感〟が感じられる。それは、あの頃、あのとき感じたあの感覚だったのかもしれない。単純に「すげー！」と思って得られたあの一体感と安心感。知識や経験を積み重ねることで、「すげー！」から遠ざかって、いつの間にか忘れ去ってしまったあの感覚。いまとなってしまっては、人を尊敬できない理由が山ほどある。そう、特徴的な遺伝子がオンになっているから尊敬できないのだ。だから「〇〇さんって、すげー！」なのである。

防壁が邪魔をしていて〝尊敬〟ができないのなら、〝尊敬〟を作り出してしまえばいい。言葉で〝尊敬〟は作り出され、そして特徴的な遺伝子のスイッチがオフになる。すると、それまで見えなかった世界が見えてくる。これまで得られなかった一体感が得られるようになる。

第5章　「すげー！」を連発！

「すげー！」で遺伝子の壁に挑戦

「すげー！」と相手を〝尊敬〟したときに、自分の中の特徴的な遺伝子のスイッチがオフになり、自分を守っていた壁がなくなる。壁がなくなるので〝一体感〟〝安心感〟が感じられるようになる。

それまでは、壁の向こうに「どんなおどろおどろしい生物がいるのだろう？」と怯えまくっていた。壁の向こう側の声はすべて自分を攻撃してくる音に聞こえ、気配はすべて自分を浸食する恐ろしいものと思われた。でも、壁がなくなってみれば「あれ～？　何もないじゃん！」と拍子抜けする。

あの恐ろしい外の世界は、すべて壁に映し出された幻だったことに気づく。外の世界にはおどろおどろしいものはなく、爽やかな空気が流れていた。

「みんなこんなに楽な世界に生きていたんだ！」とちょっと悔しくなる。

ジェット機で音速の壁を超えるように、遺伝子の壁を超えて自由に飛ぶことに挑戦するのはおもしろい。

身体が怠くて自由に外出できず、いつも家の中でイライラして家族に当たり散らしてしまう女性がいた。この症状から特徴的な遺伝子のコードを探すとすると、ものすごい数の候補が挙げられる。そこで遺伝子を特定することをしないで「特徴的な遺伝子の壁をぶち破る！」ことに挑戦してみる。

「○○って、すげー！」を連発して特徴的な遺伝子の壁をぶち破っていく。

「ただいま〜！」と子どもが家に帰ってきて、ドタバタと2階に上がっていった。玄関を見ると脱いだ靴が散乱し、ランドセルが投げ捨てられている。それを見て「ムカ、ムカ、ムカ！」っとする。特徴的な遺伝子の壁である。

そこで何も考えずに「マイクって、すげー！」と唱えてみる。「唱えなくちゃいけない！」とか「ここで怒ってはダメだ！」なんて考えないで、ただ「マイクって、すげー！」と唱えてみる。すると「ド〜ン！」と遺伝子の壁がぶち破られる。あら不思議。

「うちの子ってけっこう、近所にいる他の子どもよりも元気かもしれない！」と思えてくる。さっきまで、強迫性障害の遺伝子のスイッチがオンになっていて「靴をきちんと揃えて脱いでいない！」とか「ランドセルを床に投げたら床が傷つく！」と、ものすごく気になっていた（強迫性障害＝潔癖症とか完璧主義みたいな症状）。

「マイクって、すげー！」と子どもを尊敬してみたらスイッチがオフになって、それまでとまったく違った世界が見えてきた。

2階の子ども部屋からはテレビゲームの音が響いてくる。また「イライライラッ！」としてきたので「マイクって、すげー！」と唱えてみる。「ドーン！」と遺伝子の壁をぶち破りたい！　まだ、イライラッとしているので、もう一度「マイクって、すげー！」と唱えてみる。「ドーン！」と遺伝子の壁をぶち破る。

「あれ？　音があまり気にならなくなった！」と感覚過敏の遺伝子のスイッチがオフになった。

それまでは「子どもが宿題をやらずにゲームをしているのが気になっている」と思っていた。でも、実はテレビゲームの音が耳障りで、それでイライラしてやめさせるために「宿題をやっていない！」ということに結びつけていた。それが後になってわかった。以前から、ものすごく音に敏感だったことに気がついた。

イライラしないで、夕食の準備に取りかかる。いつもだったら億劫《おっくう》な夕食の準備を、ちょっとワクワクしながらできるようになる。ワクワクした気分で「マイクって、すげー！」を連発してみると、いつも適当に何事もそつなくこなす息子のことが頭に浮かんできて、いつもだったら分量とか調理時間をやたらに気にして時間がかかっていた料理づくりに時間がかからなくなっていた。軽く強迫性障害の遺伝子の壁が越えられ、自由に料理が楽しめるようになっている。

料理が終わりかけた絶妙なタイミングで夫が「ただいま～」と帰ってくる。その声を聞いた瞬間にイライラッとする。あの覇気のない夫の声を聞いていると「しっかりしてよ！」「ちょっとは家のことをやってよ！」と文句を言いたくなってしまう。

そんなときに「ボブって、すげー！」と唱えればいいのだが、ものすごく抵抗がある。「ウ～！　唱えられない～！」と手が怒りでプルプル震えてくる。

過去に夫にされた不快なことが脳裏に浮かぶ。すると、ますます胃の辺りが気持ち悪くなり、喉が詰まったような感覚になるから「絶対に唱えられない！」となってしまう。身体が硬直して息が荒くなる。ただ頭の中で唱えるだけなのに、「ゼー！　ゼー！」と息を切らしている。ぶ厚い遺伝子の壁である。

その遺伝子の壁をぶち破るのを今日は諦めて、また次の機会にすればいいというのもわかっている。でも、あの人に負けるような気がして、どうしても挑戦したくなる。エ〜イ！　と目をつぶりながら「ボブって、すげ〜！」と喉から吐き出すように唱えてみる。

シーン！　息子のときのように変化が何も起こらない。もう一度「ボブって、すげー！」と唱えてみる。

シーン！　何も起こらないし、何の気づきも起きない。

気がついたら夫は既に食卓についていて、２階にいる子どもに「食事の用意ができたよ！」と声をかけていた。そして、家族で食卓を囲んで食べているときに、あることに気がついた。

「あれ？　私って、いま、落ち着いて座ってみんなと一緒に食べている！」と。

目の前に座っている、娘と息子の笑顔が目に入ってくる。いつもだったら「あれも出してあげなければ！」と思って、食べている途中で席を立って冷蔵庫の間を行ったり来たりしていた。それをしないで落ち着いて座っている自分がいる。

席を立ち上がっていた理由を考えてみた。それは、夫の下品な食べ方が目に入ると吐き気がして食欲がなくなるからだった。それが横にいる夫がまったく気にならなくなっていて、子どもたちの笑顔だけがキラキラと目の前で輝いている。

「ボブって、すげー！」ともう一度、頭の中で唱えてみた。頭の中はシーンとしている。

「あれ？　いつもの嫌悪感がない！」と気がつく。

気がつかないうちに男性嫌悪の遺伝子のスイッチがオフになって、ボブの食べ方、汗の臭い、喋り方などが一切気にならなくなっていたから「シーン！」としていたことに気がつく。

夫の名前を唱えるまでのあの抵抗感を思い出したときに「男性嫌悪の遺伝子は相当手強かった！」と、不敵な笑顔が浮かんでくる。妙な達成感があった。気がつくと、いつもの背中や肩の重さ怠さがなくなっていた。あれって夫や子どもに対する嫌悪感から起きていたの？　とちょっとびっくりする。それ以上に気になったのは、夫が笑いながら食卓を片付けて、子どもたちと一緒に皿洗いをしていたこと。これまでに見たことがない風景がそこに広がっていた。遺伝子の壁の向こうには素敵な世界が広がっていた。

考える必要がない世界

強迫性障害（完璧主義）の遺伝子のスイッチがオンになっているから、子どもの姿が歪んで見えてしまい「将来、子どもがだらしない生活を送り、果てはホームレスになってしまう」という不安を生み出す。

靴を揃えていないだけで「この子が崩壊しちゃう！」という不安に苛まれて「何やってんのよ！」と怒鳴りつけてしまう。

子どもを批判して怒鳴りつければつけるほど、強迫性障害の遺伝子はオンになったままになるから、次から次へと子どものダメなところが目につくようになる。強迫性障害の症状は「私の育て方が悪かったからこうなった！」と後悔と罪悪感の幻想まで見せるので、ますます「私がこの子を何とかしなければ！」と強迫的に子どもの躾をしようとしてしまう。

すると、怒られてばかりの子どもの特徴的な遺伝子のスイッチもオンになってしまい、子どもにチックの症状が出てしまう（チック＝目をぱちぱちさせたり、あのコメディアンのように肩を上げて「このやろう！」と言ったりする症状）。

自分と同じような症状に苦しんでいる子どもを見て「だから、子どもを産みたくなかった！」と思ってしまう自分がいる。そんな風に思われている子どもの顔が悲しげに見えてしまう。

特徴的な遺伝子のスイッチがオンになって強迫性障害の症状が出ると、このような状態に陥って、そこから抜け出すことができなくなる。

そんな女性に対してある治療者は「あなた自身がお母さんから適切に愛されなかったからこのような状態になったのでしょう」と言う。また、ある治療者は「子どもを愛することができない発達障害の問題を抱えているからこうなっているのでしょう」と判断する。

特徴的な遺伝子のスイッチがオンになっているから、その女性の本当の姿が見えてこない。だから、その人の防壁の状態だけを見て、人は判断してしまう。

そこで「マイクって、すげー！」で特徴的な遺伝子のスイッチをオフにしちゃえば、その女性の本来の美しい姿が浮かび上がってくる。母親から大事にされなかった愛着障害なんて関係ない。子どもを愛することができないなんて、ありゃしない。

ただ特徴的な遺伝子のスイッチがオンになって、壁ができていて、本当の自分の姿がわからなかっただけ。オフにして防壁を越えたときに、「けっこう、いいじゃん！」と自分自身のことも子どものことも思えてくるから不思議である。

時がゆっくり流れて、子どもが鼻から息をして、そして息を吐く、その音が聞こえる。そして、それに合わせて私も一緒に呼吸をしている。リラックスして、呼吸をしているだけでそこには何の心配もない。

そんなときに、子どもの将来の姿を心配していたのはすべて強迫性障害の遺伝子が作り出していた幻想だったことがはっきりとわかる。

それは夫に対しても同じであった。特徴的な遺伝子のスイッチがオンになっていたときは、夫のすべてが嫌になっていた。臭いも容姿も、鼻をこする癖も、食べ方もテレビを見ていて笑っている姿もすべて下品に見えて「なぜ私はこんな人と結婚してしまったのだろう？」と思ってしまう。

でも「ボブって、すげー！」と唱えてみれば、男性嫌悪の遺伝子のスイッチがオフになるから、ボブのことはどうでもよくなる。あんなに不快だったのに、ただの空気のような存在になる。いてもいなくてもどうでもいい。ちょっと寂しいようだけど、空気のような存在であることが最も大きな信頼関係なのかな？ と思ったりする。

空気はいつも私たちの周りに存在してくれている、と信じることができる。それと同じように夫もいつもそこら辺にいてくれる。何があっても、と思えることがものすごく自然のように感じることができる。

「○○って、すげー！」と唱えて、特徴的な遺伝子の壁を越えてみれば、自由に飛び回ることができ、面倒くさいことを考える必要がなくなる。

「自分はたぶん人よりもよく考えている」と思っていたが、それは、ただ特徴的な遺伝子に踊らされていただけ。それをオフにしてみると、何にも考える必要がない。考えないって、何だか、そのままの自分でいいんだ、と心から思えている姿のような気がしてきた。特徴的な遺伝子のスイッチがオフになって本来の自分の姿になれているから「そのままの自分でいいんだ」と心から思える。だから何も考える必要がなくなる。壁の向こうには考える必要がない世界が広がっている。

壁は意外と簡単に越えられる

ある旦那さんが「〇〇家の遺伝子なんか残す必要がないんだ！」と言っていた。娘さんが子どもを作る作らないでもめているときの旦那さんの発言は強烈だった。その旦那さんの発言は、周囲の人からは決して理解されていなかった。「何て酷いことを言う人なんでしょ！」と陰で言われていた。でも、この旦那さんの気持ちがすごくよくわかる。

家系にアルコール問題、薬物問題者がいるかどうか？　もしいた場合は、孫がアルコール依存や薬物依存で苦しむ可能性がものすごく高くなってしまう。さらに、家系に人の借金を負わされたり、人に騙されてお金を盗られてしまった人がいるかどうか？　もしいた場合は、人の言葉を真に受けてしまうお人好しの遺伝子を受け継いでいる可能性があるから、いつか人に騙されてものすごく嫌な気持ちになるはず、と孫の将来の苦しみのことを心配してしまう。

さらに片付けができない遺伝子が入っていたら、どんなに叱られても片付けができるようにならない。それで産まれてくるであろう、かわいい孫が人から蔑まれるのが目に見える。

よくテレビドラマで「なんで私なんか産んだの！」と母親に八つ当たりをしている子どもの場面が出てくる。

「うん、うん！　わかる、わかる！」

受け継がれている特徴的な遺伝子で苦しむのがわかっているのに、なぜ苦しませるために子どもを産んだのだという怒りはものすごくわかるような気がする。

特徴的な遺伝子がそれほどない家系だったら「バンバン産みましょう！」でいいのだと思う。そんな家系がものすごくうらやましく思えてしまう。

でも、この遺伝子のスイッチをオフにする「○○さんって、すげー！」の効果を見るときに「そんな特徴的な遺伝子なんて関係ないのかも～！」と思えてくるからおもしろい。

さらに遺伝子コードで遺伝子を特定していくと、いくつものアルファベットの組み合わせをただ唱えているだけなのに、確かに、家系にいる薬物依存の遺伝子にみごとに反応する。そして薬物依存の遺伝子を持っている人が「あれ？　コードを唱えたら、お酒が全然飲めなくなったかも！」と変化する。

それまでは、意志の力で「お酒を飲んで記憶を飛ばさないようにしよう！」と一生懸命にコントロールしようとして何度も失敗して「やっぱり、遺伝子には勝てないのかも？」と思っていた。でも、遺伝子のコードを唱えてみたら「あれ〜？　お酒がそんなに必要なくなっているかも〜？」と普通の人の感覚と同じになっていた。この現象を見るときに「子どもを作っても大丈夫かも？」と思えてきたから不思議である。

これまでは、遺伝子の壁なんか越えることができない！　と思ってきた。でも、薬物依存の遺伝子のコードを使って「ドーン！」と遺伝子の壁をぶち破ってしまうと、普通の人のように自由に飛び回ることができるようになっている。あれ？　意外と遺伝子の壁って簡単に越えられるのかも？　と「○○さんって、すげー！」を試してみる。

「ドーン！」と遺伝子の壁をすんなり越えて何も変わらない自分がそこにいる。

「あれ？　何も変わっていないじゃない！」となる。

「いつもの自分なんですけど！」という静けさの中、何も変化していない自分の姿がそこにあった。本人は気がつかない。いつも、気になっていたことがまったく目に入っていないことを。いつもだったら、頭の中を嫌なことがぐるぐる回っていたのがなくなっていることも気がつかない。それは、遺伝子の壁を越えてしまったときに、既に自分の後ろにおいてきてしまったから。静かで何も変わっていないように思えていたけど、それは特徴的な遺伝子から解放されて、自由に飛び回れていて、それが当たり前のように思えているから「変わらない！」と思うだけ。周りの人たちは、その変化を感じ取ることができる。遺伝子の壁をどんどんぶち破って、自由に美しくなっていくその姿を見て、嫉妬すら覚えるようになる。

時とともに常識は変化していく。自分の遺伝子を嫌う必要がないし、特徴的な遺伝子に怯える必要がない。そんな世界が見えてきた。

「すげー！」で根底の変化を探求

ある発達障害の子がお母さんと一緒にカウンセリングに来て、お母さんから離れてカウンセラーと2人きりになった。カウンセラーがその子に「最近はどんなことが楽しいですか？」と質問しても「フンー！　フンー！」という鼻息の返答しか返ってこない。

まあ、こんなもんですよね、と思って、しばらく観察しようとしたら、その子が持っていた漫画のページがビリッと破れてしまった。すると「フンー！　フンー！」の周期が早くなり、だんだんと音量が増していって、突然立ち上がり、植木鉢を蹴飛ばして「フンー！　フンー！」と興奮し始めた。

そしてカウンセラーに近づいてきて「フンー！　フンー！」と言いながら、今度は「ペッ！　ペッ！」とつばを吐きかけ始めた。

「おー！　やってくれるな～！」と思いながらもできるだけ笑顔で、その子の様子を観察する。すると、カウンセラーの正面に立ってじっと顔を見つめて「ペッ！」とつばを吐きかけた。

「ヒエ～！」

興奮が絶頂になりそうになったら、その子が突然「熊さんって、かわいいよね～！」と持っていた熊の人形をカウンセラーに押し付けてきた。その子は「熊さんって、かわいいよね～！」と言って、熊のぬいぐるみを口に含んでつばをたっぷりつけてから、カウンセラーの顔に押し付けてくる。

唾液にまみれた、ちょっと生暖かい熊のぬいぐるみを顔に押し当てられて「Ｏｈ！　Ｍｙ Ｇｏｄ！」と頭の中で叫んで見上げる。

初めはこの「熊さんって、かわいいよね～！」の行為がどのような意味を持っているのかがわからなかった。でも、３回目の面接のときに「これって、興奮状態が特徴的な遺伝子で止まらなくなっているのを〝熊のぬいぐるみがかわいい〟という言葉を使って鎮静させているのかも？」と考えた。

そこで、つばを吐きかけられる前に「熊さんって、かわいいよね～！」と声がけをする。すると「フンー！　フンー！」の周期がゆっくりになって、その子は好きな漫画の話をしてくれるようになった。

「フンー！　フンー！」が近づいてきたら「クマさんって、かわいいよねー！」を連発すると「フン～↓」と落ち着く。この「クマさんって、かわいいよね～！」の鎮静効果を見て「これって、心理学の基本だよねー！」と思っていた。

カウンセリングの中で、ある女性が「男性が電車の中でいきなりぶつかってきたんです！」と訴えてくる。

あるカウンセリングの手法だと、カウンセラーは「その男性はどのような意図でぶつかってきたと思っていらっしゃいますか？」と尋ねる。

すると女性は「私が弱い人間だと思って馬鹿にして、自分のストレスのはけ口にして私にぶつかってきたんだと思います！」と答える。

男性が実際にそう言ったわけではないのだが、女性は男性の意図を予測して、それを事実として怒り続けてしまっている。男性に確認のしようがないので、興奮のスイッチをオフにすることができず「フンー！　フンー！」の周期がどんどん早くなってしまう。そんなときに、あるカウンセラーは「では、その認知の歪みを修整してみましょうか」と言ったりする。〝認知の歪み〟には、いろいろな捉え方があるが、俗的な表現で単純化してしまえば「マイナス思考」である。

この「認知の歪みを修整してみましょうか？」が、発達障害の子の「クマさんって、かわいいよね！」の役目になり「フンー！　フンー！」の速度がゆっくりになる。

興奮の速度が弱まれば女性は「もしかして、私だけにぶつかっていたのではなくて、混雑した車内だったから他のみんなにもぶつかってしまっていたのかもしれません」と発言したりする。

脳がホルモンの分泌で興奮して収まらない状態になっていたときに「認知の歪みを……」とカウンセラーから言われた言葉で、今度は脳の興奮を鎮静させるホルモンが分泌されて、興奮状態のときには見えなかった現実が見えてくる、という仕組みになっている。

脳の神経が興奮してしまって〝頭痛〟が起きているときに、〝鎮痛剤〟を使って興奮を沈静化して頭痛を緩和するが、〝言葉〟は〝鎮痛剤〟と同じような効果があるとカウンセラーは信じている。だからカウンセラーは、脳が興奮する条件やポイントを絞って「認知の歪みを修正してみましょう」という言葉を条件づけることで〝興奮が収まる〟＝適応力が上がる、という結果を生み出そうとする。言葉の条件づけは古くから使われてきている心理療法なのかもしれない。「熊さんって、かわいいよねー！」という言葉を聞く度にそんなことを考えていた。

自己啓発セミナーなどでは、言葉を使って〝興奮〟のスイッチを入れたりもする。〝言葉〟を〝興奮〟に条件づけして、「やってやるぞー！」と奮起できて、それまでできなかったことができるようになったりする。脳内ホルモンのマジックである。

でも、自己啓発のセミナーやカウンセリング、宗教でも「そんなホルモンの条件づけだけでは説明できない変化が起こるのだ！」と主張する人が必ずいる。

行動面だけではなく、容姿や思考などもどんどん変化して「何かその人の基本的な大切な部分が大きく変わる」という変化を目の当たりにすることから「ホルモンの条件づけ以上のことがある」という確信になるのだと考えられる。

セミナーに参加して、その主催者や参加者に対して〝尊敬〟することができたときに、ホルモンの条件づけ以上の変化が得られる。常識では考えられない変化が起こるのは、〝尊敬〟で特徴的な遺伝子の壁をぶち破ることができて、自由に飛べるようになるから。一度、特徴的な遺伝子が〝尊敬〟でオフになって自由に飛ぶようにできれば、そのセミナーや宗教が〝尊敬〟の条件づけとなり、特徴的な遺伝子をオフにしてくれる場所となるから継続的な変化が起きると考えられる。

逆に言えば、ホルモンの条件づけのマジックを使って「お～！　すげ～！」と思わせてしまえば、そこから目が「キラキラ！」になり〝尊敬〟が生まれて、特徴的な遺伝子の変化が起きて「根底から変わっている～！」という体験が起きる。

カウンセリングでもそれは然りである。ただカウンセリングでは、カウンセラーが尊敬されて変化する、というのは「エラー！」と捉える。なぜならば、それは再現性がないから。再現性というのは「別の人に同じ条件で同じ結果が引き出せるのかどうか？」である。再現性が難しい場合は「エラー！」となり、その大きな変化は異常値としてしか認識されず切り捨てられて、正式なデータとしては残らない。

でも、多くの方が求めているのは、カウンセラーがエラーと処理してしまう〝根底から変化〟することであることが多い。この「〇〇さんって、すげー!」や遺伝子コードを唱える手法は、エラーとして処理されてきてしまった結果を誰が使っても再現性がある方法、として探求している。

尊敬は言葉で作り出せる

発達障害の子の場合、「ビリッ!」と漫画本を破ってしまったときに「失敗!」というスイッチで脳内の電気発射が起きて、脳の興奮が始まる。興奮してノルアドレナリンが分泌されて、呼吸が荒くなり、心拍数が上がり、落ち着いていられなくなり、立ち上がってさらに興奮し、植木鉢を蹴飛ばす、という暴力的な行動になってしまう。

そこで「クマさんって、かわいいよね〜!」というキーワードを唱えて、脳の興奮のホルモンを中和するホルモンを分泌させることで「あれ? 興奮が収まった!」という結果が得られる。これを何度も繰り返し使って「クマさんって、かわいいよね〜!」を興奮や電気発射時に条件づければ「かなり落ち着いてきましたね〜!」となる。

常識的には〝失敗〟のスイッチで脳内に電気発射が起きてしまう遺伝子は変えられないし、興奮したら、その興奮を制御できなくなる遺伝子も生まれ持ったものなので変えることができない。でも、〝人〟や〝神〟を心から〝尊敬〟した人が「生まれつきで変わるはずのないものが変わった！」という体験をすることがある。

アルコール依存症などは特徴的な遺伝子があり、その遺伝子によって酒や薬物で脳内の電気発射が起きたり、発達障害の子どものように興奮を制御することができなくなる。だから、一度アルコールを大量に飲んで特徴的な遺伝子のスイッチが入ってしまったら「一生、アルコール依存症は治りませんよ！」ということになる。

アルコール依存症者に、精神分析医のユングは「あなたは医術や精神的医療ではどうにもならない」と言ったが一方で「霊的なあるいは宗教的体験をすれば、つまり真の転換を体験すれば回復するかもしれない」と伝えた。

霊的、宗教的体験をして真に神という存在を〝尊敬〟することができれば、アルコール依存症の特徴的な遺伝子がオフになるから回復するかも？　ということをユングは知っていた。なぜなら実際にそのように変化する人たちを知っていたから。

ユングの指していたであろう宗教の本には、頻繁に「神を恐れよ！」と書いてある。この〝恐れよ〟というのは〝尊敬せよ〟であると解釈すれば、それによって特徴的な遺伝子のスイッチがオフになって、神との一体感が感じられるよ、ということになる。

ただ実際は、アルコール依存症の遺伝子のスイッチがオンになっていたら、神もへったくれもなく、何も尊敬できない。一般の人からすると「そんな〝霊的な宗教的な体験〟なんて言われても、ものすごく敷居が高い！」となる。その〝敷居が高い〟という感覚自体が〝尊敬〟からほど遠い、と言われたらどうすることもできなくなってしまう。

そんな〝尊敬〟は宗教なんて難しいことを言わなくても簡単に作り出せる。ユングが指摘した宗教の本には「人は心に信じて義と認められ、口で告白して救われるのです」と書いてある。この「口で告白して救われる」というくだりがものすごく大切で「ただ言葉にすればいいんじゃん！」というのは他の宗教にも共通している部分である。

〝尊敬〟は口で作り出すことができ、それで特徴的な遺伝子のスイッチがオフにできれば、ホルモン的な変化だけじゃなく、根底の変化が得られる気がしている。

「〇〇さんって、すげー！」と唱えていたら、〝失敗〟で脳内の電気発射が起きなくなる。

「〇〇さんって、すげー！」と唱えていたら、興奮してもすぐにそれが収まってしまう自分がそこにいる。

それが当たり前のように感じるのは、既に根底から自分が変化しているから。そんな根底の変化が〝言葉〟で得られる。

唱えるだけでバストも大きくなる？

ある女性が「会社の男性社員に馬鹿にされるから、仕事が思うように進まないんです！」と訴えてきた。

同僚の男性社員から「仕事が遅い！」とか「期限を守らない！」などと注意をされる。だから、一生懸命に間に合わせようとするのだが、一生懸命にやっていても男性社員から「どうせまた、間に合わないんでしょう！」という馬鹿にされた目で見られる。それで、やる気が削がれ仕事に集中できなくなって、期限までにできなくなる。すると「やっぱり約束を守れないダメなやつ！」と見られてしまい、その悪循環から抜けられないと訴えていた。

普通の人が聞いたら「仕事ができないのを人のせいにしているダメな人」とされてしまう。専門家であれば「生まれつき〝内省〟ができない発達障害の問題があるのかも？」とされてしまう。

特徴的な遺伝子で考えてみると、ありとあらゆることが考えられるので、それを女性に説明をして、検証してみることにした。

「男性の視線で脳内の電気発射が起こって、その電気発射で頭が真っ白になり記憶が抜けたりして仕事ができなくなるのかも？」と仮説を立てて、いくつかの電気発射系の遺伝子コードを唱えてもらったが、男性社員の視線の不快感は消えることがなかった。

「精神科医が疑うように発達障害の問題があって内省ができないのかも？」と仮説を立てて、その遺伝子コードも試してみたが、やはり男性社員への不快感は消えることがなかった。その他の仮説もすべて棄却され「あれ！　もうわからないかも！」と思ったときに〝無意識さん〟が働いて、突然ひらめきがきた。

女性としての自信が欠けているから、男性の視線が不快になっているのかも？　という仮説から、バストアップの遺伝子コードを唱えてもらう。

すると女性は「あれ？　男性社員の視線を思い浮かべてもまったく気にならない！」とびっくりしていた。

「これ、何のコードですか？」と興味深そうに聞かれたので「バストのサイズに関連した遺伝子コードです」と伝えると「なんで私がバストサイズのことでコンプレックスを持っているって知っているんですか？」と聞かれた。

女性性の問題が関連しているかも？　という仮説を立てたことを説明した。

「これを唱えてみます！」と元気よく帰った。

それから1ヶ月後のカウンセリングで「いかがですか？」と尋ねてみると「全然変わりません！」と元気よく答える。

「え？」

「ものすごく唱えたんですけど、バストのサイズは、やっぱり小さいままなんです！」と。一生懸命に「大きくなれ！　大きくなれ！」と念じながら唱えていたんですけど、と言う。

「そうですか！」と突っ込みたいところはたくさんあったが、とりあえず、男性社員の視線がどうなったかが気になって、その件を尋ねてみた。

すると女性は「あ、そんなの全然気になっていません！」と最初からそれが問題ではなかったように言う。

「あんな仕事ができない人たちと一緒にいてもしょうがないな」と思って、思い切って転職でステップアップしようとエージェントに申し込んじゃいました、と笑顔で話してくれた。

一応、〝女性性と男性性の視線〟の仮説は棄却されなかったのだが「実際のバストアップがなされなかった！」というので土がついた感じになって、ちょっと悔しい気持ちになった。

でも、この女性からの「願ってもバストアップはされなかった！」というフィードバックが実はものすごく大切な情報だった。

効果を打ち消す言葉が湧いてくる

「唱えるだけで実際にバストアップが起きるのか？」という質問の答えは「ＹＥＳ！」である。

でも、問題は「大きくなりますように！　と願いながら唱えた」という部分である。『無意識さんの力で無敵に生きる』に書いたが、普段、私たちが頭で考えているのが〝意識〟で「正しいｏｒ間違っている」などの判断をしている。たとえば、意識的に「大きくなれ！」と願ったりすると、意識は必ず、鏡を見たときに「大きくなっていない！」とダメ出しをしてしまう。

一夜にして大きくなれば話は別なのだが、毎日鏡を見る度に「大きくなれと願っているのに大きくなっていない！」という意識の思考が湧いてくると、その「大きくならない！」の言葉の暗示が強烈に入ってしまう。せっかく、身体的にも女性性をアップさせる呪文を唱えているのにもかかわらず、その効果を打ち消す逆の「大きくなっていない！」を入れているので、みごとに効果を打ち消してしまうのが〝意識〟なのである。

もし、言葉を唱えるだけで遺伝子のスイッチが簡単に切り替わるのだったら、逆の言葉を思い浮かべてその効果を打ち消すことも簡単に起きるのである。だから、治療者はクライアントさんに意識させずに変化を起こす必要がある。意識させてしまったら、意識はその治療効果の逆の言葉を必ず作り出して、簡単にその効果を打ち消すことができてしまう。

だから言って見れば「男性社員の視線が気になって仕事に集中できない！」が本来の目的だった女性が「バストアップ」に意識を集中したから、簡単に「男性社員の視線が気にならなくなった」という効果が得られたと考えられる。そこに集中して「男性の視線に対する反応が変わらない！」という言葉の暗示を意識が作り出さなかったから。

でも、ここで「意識をしないで唱えないと効果がありませんよ～！」というのは治療者の逃げだと思っている。うまくいかないことを相手の意識のせいにしてしまっているようで、ものすごく不快な気分になる。

確かに、効果を意識しないで機械的に唱えてもらった方が効果があるのだが、意識をしても効果が出せる方法を編み出さなければ意味がないと考えている。

具体的には、この〝意識〟と思われている部分は「疑い深さの遺伝子」だったり「ダメ出しの遺伝子」の仕業だったりする。

「ＦＯＸＰ２」はダメ出しの遺伝子だと仮説を立てているが、これが働いていると見るものすべてにダメ出しをしてしまうから、必ず効果を打ち消す〝逆の暗示〟を作り出してしまう。

「大きくならない！」と鏡を見てダメ出しが浮かんだときに「ＦＯＸＰ２の還元」×７を唱えてもらうと「あれ？　違ってきたかも？」と思えるから不思議である。〝意識〟と思っていたものも、実は特徴的な遺伝子がオンになっているから。だから、常に柔軟に仮説を立て続ける必要が治療者にはある。

しかし、そこでそんな面倒くさい作業を凌駕するのが「○○さんって、すげー！」である。

目の前にいる人、誰に対しても「○○さんって、すげー！」と唱えるだけで、あの宮本武蔵が長年の武者修行で極めた「我以外皆我師」で特徴的な遺伝子をオフにする、という効果を簡単に得られてしまう。

何も意識しないで、ただ「○○さんって、すげー！」と唱えるだけで、特徴的な遺伝子のスイッチがオフになるから、あの騒がしかった頭は〝凪〟になり〝一体感〟を得られるようになる。

「○○さんって、すげー！」で特徴的な遺伝子をオフにしていくと、一体感を感じながら美しく変化していく。その姿はものすごく美しい。

安易に答えられない質問

ある方から「本当に尊敬できる人を探して〝○○さんって、すげー！〟って唱えるんですよね？」と尋ねられた。たぶん、聞きたいことは「目の前にいる人が尊敬できない人だったら、無理にその人の名前を入れて唱える必要はないんですよね？」ということだと理解した。

でも、ここで「誰に対しても、目の前の人に対して〝○○さんって、すげー！〟って唱えるんですよ！」と答えるのを躊躇した。それだけを言ってしまったら偽善的な博愛主義に聞こえてしまうから。

私は熱心な宗教家の家で育って「汝の敵を愛しなさい」と言われ、「誰でも愛さなければいけない」と思って、いじめっ子に近づいて痛い目にあった。信じてはダメな人を信じてしまい、後で後悔することの繰り返しだった。特徴的な遺伝子のスイッチがオンのままだったら、意識的に「人間関係を良好にして一体感を得られるような人間になろう！」と努力すればするほど、その逆の結果になってしまう。そして「何て、自分はダメなんだ！」と自分を責める結果になる。

この「○○さんって、すげー！」は、ストレートに言ってしまえば、不幸を作り出す特徴的な遺伝子のスイッチをオフにするために唱えているだけ。唱えて「自分の思考を変える」とか、唱えて「人類皆兄弟！」みたいな自己暗示をかけて〝一体感〟を得ようとしている、なんて仕組みではない。

不快な気分になったときに、目の前にいる人、誰に対しても「○○さんって、すげー！」と唱えることで、特徴的な遺伝子のスイッチをオフにする。オフにすれば、本来の自分の姿に戻ることができる。本来の自分に戻ったときに、考えることなく、自分や周りにとって最善な選択が自動的にできるようになって、いつの間にか〝一体感〟が得られるようになっている。何も考えずに自然と動いたり避けたり、喋ったりして、後に後悔がまったく残らない。

そんな話をすると「私、あんな人を尊敬できません！」という人がいる。ここで「尊敬する必要がなくて、ただ唱えるだけでいいです！」とストレートに書くのも躊躇する。

イエスは金持ちの若者に「すべての財産を売り払って、貧しいものに分け与えて、私に付いてきなさい」と言ったが、その前に弟子たちに「この幼子のようでなければ神の国に入ることができません」という、おもしろいヒントを出していた。

言ってみれば、特徴的な遺伝子って、私たちが長年生きてきて、スイッチを次から次へとオンにして蓄えてきた財産のようなものである。その財産である遺伝子がオンになっているから「あの人は尊敬できません！」となる。

「〇〇さんって、すげー！」と唱えることは、ある意味でこれまで蓄えてきた財産をすべて捨てるようなものであるから、人は誰に対しても「すげー！」というのを躊躇する。

でも「すげー！」と唱えて、次から次へと捨てていくと、いつの間にか幼子のように目の前のことを楽しめるようになっている。後先のことを考えて不安になる必要がない。なぜなら、特徴的な遺伝子のスイッチがオフになって幼子のようになっているから。人のことを心配したり、哀れむ必要がない。なぜなら、特徴的な遺伝子のスイッチがオフになれば、誰でも一体感が感じられるとわかるから。過去のことを掘り返して怒ったり後悔したりする必要がない。なぜなら〝いま、この瞬間〟がものすごく大切と感じられるから。

そんな〝一体感〟を求めて「〇〇さんって、すげー！」と唱えて、これまで蓄えてきた財産をすべて捨てて身軽になっていく。すると、これまで見えなかった世界が見えてくる。あのキラキラとした世界が。

本来の自分に戻るだけ

「目の前の尊敬できない人に対してどのように尊敬できましょう？」という質問がある奥さんから寄せられた。その奥さんの夫は、奥さんが相談をしようとすると無視をして、朝起きても家に帰ってきても挨拶もしない。いつもテレビを見ているか新聞を読んでいて、食事をしてしばらくしたら寝てしまう。子どもたちには「調子はどうだ？」とか「学校は楽しいか？」など優しく問いかけたりするのに、奥さんに対しては「うるせえ！」と暴言を吐く。そんな旦那に対して、どうして尊敬ができましょう？　じゃあ、唱えるときは「この旦那は、人の気持ちを踏みにじるようなことが平気でできてすげー！」って言うんですか！　と詰め寄ってくる。

人に対して批判的な思考が湧いてくるのは、特徴的な遺伝子のスイッチがオンになっているから。そして、批判的な思考が頭を巡ると、次から次へと特徴的な遺伝子のスイッチがオンになって病理の世界へと誘われていく。すると、いつの間にか「暗くてジメジメ湿ったあの世界がものすごく心地いい」と明るいところを避けるあの虫のようになっていく。

宗教家は「人のことを批判すればするほど、自分が酷い目にあう！」とこの現象を単純化する。だから人を敬って、互いに愛し合いなさいと言う。

でも、特徴的な遺伝子のスイッチがオンになっているから「互いに許し合い、愛し合う」と言われても、自動的に批判的な思考が生み出されてしまうから「無理！」となる。それを見て宗教家は「修行が足りないから」とか「信じる力が足りないから」と結論づけてしまう。けれども根性とか信仰の問題ではなくて、特徴的な遺伝子が批判的な思考を生み出しているだけなのだ。

先ほどの奥さんが「だったら、あの人が悪いんじゃなくて、私が悪いって言うの！」と怒りだす。「どうして、あんな人の気持ちもわからない人が責められないで、私が変わる努力をしなければいけないっていうの！」と怒りは止まらなくなる。

そんな奥さんに「目の前にいる人の名前を入れて〝○○さんって、すげー！〟と言うだけでいいんですよ」と伝えた。

「え？　いま、旦那のことを尊敬しろって言ったじゃない！」とまた怒りだす。

いや〝目の前にいる人〟の名前を入れて「○○さんって、すげー！」って頭の中で唱えるだけでいいんですよ、ともう一度伝えてみる。

「なに？ あなたの名前を入れなきゃいけないの？」と鼻で笑われた。

ちょっと、そんなことを自分で言うのも恥ずかしかったが、おもむろに「うん！」と大きくゆっくりとうなずいてみせた。

「なんで、そんなことをしなければならないの！」と奥さんは言いかけたが「シー！」とやって、「私の名前を入れて、一度唱えてみてください」と、ジェスチャーで奥さんにお伝えした。

「わかったわよ！」と奥さんは唱え始めた。

奥さんの顔が一瞬赤くなったので「私の名前を入れて唱えてくださったんだな」とすぐにわかって、こっちまでちょっと恥ずかしくなった。

「何よこれ！ 何だかよくわからなくなったじゃない！」と言ったので、もう一度ジェスチャーで「もう一度だけ、唱えてみてください」と伝えた。今度は奥さんの顔は赤くなることはなかった。

唱え終わった奥さんは「なんだ！ こんなに簡単でいいのね！ もっと早く言ってくれればいいのに！」と言って帰っていった。

しばらく後、奥さんの雰囲気は変わっていた。

あのピリピリした感じがなく、優しい、穏やかな感じになっていて、会話がスムーズになっていた。

青空の下、肩のいい野球選手とキャッチボールをしているような感じで会話が弾む。電車の中で「この若者って、すげー！」と優先席に座っている若者相手に唱えていたら席を譲ってもらった、とおもしろいエピソードも話してくれた。「へー！」と喜んでいたが、以前、奥さんが苦しんでいた旦那さんとの関係に興味があった。でも、奥さんは一向に旦那さんとのことを話そうとはしない。しびれを切らして「旦那さんとの関係はいかがですか？」と聞いてみた。

すると奥さんは恥ずかしそうに「うん！　あの人のことはいいの！」と言った。

ちょっとした沈黙の後に「あの人は、あのままだから」と少女のようにはにかみながら言ったことですべてを受け取った。

「○○さんって、すげー！」は怒りを収めるためのものではない。自分を変えるためのものでもない。本来の自分に戻るために唱えるのだ。奥さんの素敵な笑顔を眺めながら、改めて思った。

鏡を見て自動的に修正する

身体の問題や人間関係の問題に関係する遺伝子は優秀な科学者によりどんどん見つかっている。一昔前だったら「病は気から」が常識で、悩んでいても「そんなのあなたの思い込みでしょ！」と処理されていたが、そのうち遺伝子治療でどんな病気でも簡単に治る時代が来るのかもしれない。

言葉一つで「腰の痛みがなくなった！」とか「人の目を見るのが怖くなくなった！」となるのを見ていると、「治療って意外とシンプルかもしれない！」と思えてくる。原因遺伝子を特定して、その遺伝子のスイッチをオフにするコマンドを送れば症状は消えるという仮説を元に遺伝子を検索していく。

この治療法の元になったのが、暴れん坊の問題遺伝子をみごとにオフにした宮本武蔵の「我以外皆我師」というコマンドである。現代で「我以外皆我師」と言うのも硬いなと思って、もっと使いやすいキーワードをと考えて「○○さんって、すげー！」にしてみたのだ。昔でいう「己を捨てて、相手と一体になることで物事の本質が見えてくる」という感覚である。

「○○さんって、すげー！」と唱えるだけで、○○さんの脳と自分の脳がミラーニューロンでつながり、自分の頭の中に○○さんの姿が映し出される。それは脳のネットワークで伝わってくる情報なので、遺伝子情報も含まれた○○さんの姿がそこに映し出される。脳内に映し出された○○さんの姿を見たときに、鏡を見たときのように「あれ？　私の寝癖って酷いかも！」と髪をとかしたり、「あれ？私、目やにが付いているかも！」と顔を洗ったりするように、自分の不具合の原因になっている遺伝子を修正していく。

相手を「すげー！」と尊敬したときに、自分の足りないところ、弱いところなどが顕著に映し出されるから、自分の姿を鏡で見るようなものなのだ。

自分のリアルな姿をちゃんと把握しなければ、自分の理想の姿に変化することは難しい。それは鏡を見ないで化粧をするようなものである。自分では「何となくきれいにできているかも？」と想像しながら化粧をしていくが、鏡を見てみると、そこには恐ろしい姿が映っている。尊敬がない世界は、鏡を見る習慣をなくしてしまった人たちの世界である。

「○○さんって、すげー！」と唱えてみると、脳内では自動的に特徴的な遺伝子のスイッチをオフにする。いろいろな人に対して「○○さんって、すげー！」と唱えていくと、さまざまな特徴的な遺伝子のスイッチがオフになっていくので、いつの間にか「みんなと同じ〜！」という一体感を得られるようになる。

一般の人は「みんなと同じ」という言葉を聞いても何の魅力も感じないのかもしれない。でも特徴的な遺伝子のスイッチがオフになったときの「みんなと同じ」は〝一体感〟と〝安心感〟に満ちあふれている。特徴的な遺伝子のスイッチがオフになって〝一体感〟が得られているときは〝一体感〟という言葉すら意味をなさなくなる。なぜなら、それが当たり前の世界だから。〝一体感〟を追い求めることに意味を感じなくなるのが本当の〝一体感〟の姿となる。

本当は「○○さんって、すげー！」というシンプルな方法でＯＫなのだが、特徴的な遺伝子がオンになっているとどんな現象が起きるのかを紹介した方が、「あ！　私もその特徴的な遺伝子を持っているかも？」となって、唱える動機づけができるので、特徴的な遺伝子を紹介している。その世界を知れば知るほど、世の中がものすごくシンプルに見えてくるのである。

第6章　人は遺伝子レベルで影響し合っている

遺伝子レベルで影響し合っている？

ある男性は真夏でも長袖長ズボンの寝間着を着てエアコンを一切つけないで寝る。一緒に寝ている妻は、夜中に汗だくになり、自分の汗で溺れた悪夢を見て飛び起きてエアコンをピッとつける。すると男性がむくっと起き上がって「電気がもったいないないじゃないか！」と怒りだす。

そのくせ男性は冬には「寒い！　寒い！」と家の中で防寒着を着て、暖房器具をたくさんつけなければ眠ることができないため、光熱費はものすごい金額になってしまったりする。奥さんからすると「この人は私に嫌がらせをしているのでは？」と思ってしまう。

そんな男性が「冬の光熱費がものすごいことになっているから何とかして欲しい！」と言ってカウンセリングにきた。女性の〝寒気〟の場合は仮説がたくさん立てられるが、男性の場合、仮説はしぼられる。

こういう男性の場合「人とのコミュニケーションが不得手である！」という症状がセットになっていることが多い。さらに痛風の原因である尿酸値もちょっと高かったり、虫歯や歯槽膿漏になりやすい、という特徴もあったりする（痛風＝抗尿酸血症を原因とした関節炎でものすごく痛い）。

そんな男性に「ＢＤＮＦの還元」×７を唱えてもらう。

そして「寒気！」と思ってもらうと「あれ？　さっきまで寒かったのに、いまは血が巡っている感じがして寒くない！」となった。男性はＢＤＮＦを唱えることで、寒気がなくなり、夏に暖房器具を片付けることができた。それは男性にとって画期的なことであった。

あるとき、ある奥さんが体調を崩して相談室にきた。どうやら、夏の暑い日に旦那さんがエアコンを止めてしまい、それを阻止しようとする奥さんを威嚇したので、室内の温度調整ができずに体調を崩してしまったらしい。この旦那さんも、やっぱり人とコミュニケーションが取れないタイプの人だった。

奥さんの体調不良を改善するために、遺伝子コードを唱えてもらうことにした。

「まさか？」とは思ったが、夏でも寒気を感じてしまう「ＢＤＮＦの還元」を唱えてもらったら「あ！楽になりました！」と言うので驚いた。この奥さんにはコミュニケーションの問題もないし、尿酸値の問題も、虫歯もなかったはず。

不思議に思いながら、奥さんに「ＢＤＮＦの還元」を家で唱えてもらっていたら、その理由がわかった気がした。奥さんが「ＢＤＮＦの還元」と唱えていたら、これまで体調を崩したことがなかった旦那さんが熱を出して寝込んでしまった。

「お〜！」と思った。もしかしたら、奥さんが唱えることで旦那さんのＢＤＮＦに影響が起きたのかも？　と思ったらワクワクしてきた。

奥さんにはBDNFの問題がないはずなのに、それが引っかかって、奥さんは「唱えたら楽になった」という。そして、奥さんが唱えていたら旦那さんの体調に変化が起きたという仮説を立ててみると、ものすごく興味深い。人は遺伝子レベルでお互いに影響し合っている。お互いにつながり合っている。

唱えることで、自分が遺伝子レベルで変わるだけじゃなくて周囲も遺伝子レベルで変わっていく、という仮説を立ててみるとおもしろくなってきた。

家族も連動して変わっていく

「勉強をしないけど、カウンセリングなんか受ける気持ちは一切ない息子を治してください」と言われて、母親を通じて息子さんの治療をしたら息子さんの腹下しが止まらなくなり入院することになってしまった。

「あちゃー！」とそのときは焦ったが、その後から息子さんは勉強するようになって、試験に合格した。

「腸は第2の脳」と言われているから、息子さんの腸がお母さんを通じてリセットされる過程で「腹下しが止まらない」となったのでは？　と仮説を立てた。

ＦＡＰ療法を使うと、ＦＡＰで治療中にクライアントさんの内臓が反応して音を出したり、腸のぜん動運動が始まったりする（ＦＡＰ療法＝ミラーニューロンの機能を使って内臓で共感するという新しい心理療法で近いうち執筆予定）。

「お母さんを通じて息子の腸が動いた！」という仮説は、専門家にしたら「アホらしい妄想！」となるのだが、仮説は仮説だから科学的に検証していく必要がある。

母親を治療して息子や娘に影響を及ぼせるのか？　検証していけば興味深い結果が得られる気がしている。少なくとも、私たちはそのようなケースをたくさん目撃している。さらに遺伝子的に全然違う夫に対して、妻が影響を与えられるかどうか？　これも興味深い。長年苦楽を共にしてきた夫婦の顔が似てくる、という現象を考えると、お互いに遺伝子レベルで影響を与え合っているのでは？　という仮説も立てられる。

イエスの弟子が「主イエスを信じなさい、そうすればあなたもあなたの家族も救われます」と言っている。宗教的な枠組みをすべて取り払い、この〝信じなさい〟を〝尊敬〟に変えてみると、一連の流れがクリアに見えてくる。

イエスを〝尊敬〟すれば、特徴的な遺伝子がオフになり〝一体感〟が感じられるようになる（信じる＝尊敬している）。それが家族にも影響を及ぼして、家族の特徴的な遺伝子もオフになり〝一体感〟が感じられるようになる。この仮説はやりがいがある実験となる。

幼子のように誰に対しても「すげー！」を連発して、特徴的な遺伝子をオフにしていったときに、人は本来の自分に戻って行くことになるから「自分が変化した？」と実感するのは難しい。自分自身の変化といっても、主観的なものだから〝科学的実証〟が難しい。でも、家族の行動の変化であれば、観察して変化を感じられるのかもしれないと思ったら実験したくなってくる。

連動して〝家族も変わる〟のであれば「本当かよ！」と思いつつ、幼子のように「○○さんって、すげー！」を連発したくなる。「すげー！」を連発するのが楽しくなっていく。すると、それまで「変わらない！」という家族の特徴ばかり気になっていたのが、「あれ？　変わってきたかも～！」とちょっと怖くなる。唱えていたら、体調不良で寝込んでしまった家族の姿がちょっと微笑ましく思えたりする。何かがじわじわと変わっていく。

奇跡が起きても「変わりません!」の美しさ

あるお母さんのカウンセリングは、いつも「別に何も変わりがありません!」という言葉から始まる。それを聞いたとき、「まずいぞ、これは!」と焦る。

これを精神科医に話したら「何を思い上がっているんだ!」と怒られたことがあった。「クライアントさんを変えられると思っていること自体が思い上がりだ」と。

そうなのかもしれないが、クライアントさんは求めるものがあってカウンセリングにきているのだから、それが的確に提供できなければ「まずい!」と思うのである。

そのお母さんの娘は精神的な病を発症し、病院に入院して退院してからも自分の部屋に引きこもったきりで、埃まみれの部屋で寝ている状態であった。精神科のお医者様にすれば、精神病の遺伝子が発症してしまったので、変えることはできない、となる。「変えることができる!」なんて学会で発言したら、白い目で見られることになる。だからお母さんの「何も変わりがありません!」という発言は精神医学的には正しいのである。

でも、その「変わりません!」というお母さんの発言の裏には、お母さんの娘に対する理想の姿がある。それは、引きこもり状態から解放されて、仕事をして男性と出会って結婚をして孫を見せてくれる、なんていう姿である。その理想と現在を比べて「ちっとも理想の姿に近づいていません！」という意味で「変わりがありません！」と言っている。

たぶん娘さんからすれば、この母親の〝理想像〟が一番嫌なのだと思う。自分は母親の理想像に近づくために努力しても、家系から受け継いでしまった特徴的な遺伝子のせいで動くことができなくなってしまった。あんなに努力をしても変わることができず苦しんできて、自分ではどうすることもできなかった。それなのに、そのままの自分を受け止めてくれずに「変わらない！」とダメ出しをされる身にもなってみろ！　と怒りが湧く。

両親からすると「そうやって親のせいにばっかりして、親がどんなに苦労してあなたを支えているかも理解しないで、ちっとも自分で努力をしようとしないから、何も変わらないんだよ！」と子を責める。

そうやって責められた子どもは、親のことを〝尊敬〟できなくなるから、余計に特徴的な遺伝子のスイッチが入って症状が増えていく。増えた症状で苦しみが増し、ますます、怒りが両親に向いて〝尊敬〟から離れていく。そんな悪循環を引き起こすから「変える」ことを理想とするな、とお医者様は言ったのだと思う。

そんなことを思い出しながら、お母さんの話を聞いていた。

カウンセリングの終了間際「あ、そういえば、先週夫婦で10日間旅行に行ってきたんです！」と言った。

以前は「娘を置いて旅行なんか行けません！」と言っていたのに、10日間の旅行に行けるなんて、ちゃんと変わっているじゃないですか、と言いたかったが黙って聞いていた。

「旅行から帰ってきたら、家がピカピカになっていたんですよ！　きれいに掃除をしてから出掛けたんですけど、それ以上にきれいに掃除されていたんです」と嬉しそうに言った。

「あの～、すみませんけど、つい最近まで、娘さんは部屋に堆積している埃の中で寝ていると言ってましたよね～！」とお母さんに突っ込みたかった。でもそのとき、お母さんが最初に「何も変わりません！」と言った意味を誤解していたことに気がついた。

お母さんにしてみれば、埃の中に寝ていようが、きれいに掃除ができようが、大切な娘はそのままの娘だから「変わりません！」と言っていたのだ。どんな娘でも「娘って、すげー！」と尊敬していたら、特徴的な遺伝子のスイッチは次から次へとオフになる。特徴的な遺伝子のスイッチがオフになって、動けるようになって、掃除ができるようになっても「すげー！」の〝尊敬〟の質は変わらない。

変化といっても元の娘の姿に戻っただけだから、お母さんにとっては何も変わったように思えない。

人が羨むような奇跡的な変化が起きているのに「変わりません！」と言い切ってしまうお母さんの姿を見て、心から「お母さんって、すげー！」と唱えたくなった。

哀れまれると発動する遺伝子

「うちの夫は鬱なんです！」とある奥さんが夫を連れてきたことがあった。

確かに、目の前に座っているご主人は蝋人形のように固まっていて、無表情だった。カウンセリングでのやり取りはまるでロボットと話しているようで「はい」とか「いいえ」といった答えしか返ってこない。

「こんなになる前は職場でリーダーとして働いていたんです」と奥さんに言われても「本当に？」と疑いたくなるような姿であった。カウンセリングが終わると、ゆっくりと奥さんに支えられながら帰っていった。

この夫婦が待合室にいるとき、ご主人を優しくいたわるように奥さんが背中をさすっていた。ご主人は蝋人形のように固まっていた。

それを見たときに「このご主人って、感覚過敏の遺伝子があるのかもしれない！」と思った。感覚過敏の遺伝子であるＮＬＧＮ４Ｘがあると、視覚、味覚、聴覚、触運動覚などが人よりも敏感になってしまう。だから音楽を聴いても、ちょっとした楽器のチューニングのずれが気になって気持ち悪くなったり、人の肌がちょっと触れただけでものすごい嫌悪感が湧いてくる。

「音が気になる」と普通の人に言っても「そんな音なんか気にしたってしょうがないじゃない！」と相手にされない。でも、ＮＬＧＮ４Ｘのスイッチがオンになっていると、普通の人の１００倍敏感な耳で聞いているようなものなのだ。普通の人が拾えない音が聞こえ、わからないことがわかってしまう。すごい能力ではあるが「誰にもこの感覚をわかってもらえない！」という苦しみがある。

感覚過敏の遺伝子のスイッチがオンになっているため「素足で家の中を歩くことができない」という人もいる。皮膚の感覚が敏感で、床にある菌や微生物の死骸などを足の裏で感じてしまうから。「そんなのは考え過ぎで、気にするから気になるだけだよ！」と思うが、感覚過敏の遺伝子のスイッチが入っていないから言えるのだ。

ＦＢＩ心理分析官のマネをして、背中を撫でられているご主人の感覚になってみる。すると、奥さんの生暖かい手の感触が服越しに皮膚に伝わってきて、その生暖かさと微妙な湿り気感から、まるで大きなナメクジに背中をゆっくり上下に這われているような感覚になり、寒気のような不快な電流が後頭部に流れていく。その不快な電流が流れていく度に全身の筋肉が硬直して動けなくなる。「ギャ～！」と逃げ出したいのだが、身体が硬直して逃げ出すことができない。

「なぜ、逃げることができない？」と興味を持って、ご主人のマネを続けてみると「あ～！　人から優しくされたり、哀れまれたりすると脳内に電気発射が起きる特徴的な遺伝子を持っているかもしれない！」という仮説が湧いてきた。

奥さんに哀れまれると電気発射が起きて、背中にものすごい不快感があるのに、頭が真っ白になって身体が固まって動けなくなる。その感覚はものすごく興味深かった。

奥さんに旦那さんに触れるのと哀れみの目で見るのをやめてもらったら、ご主人の〝うつ症状〟はみるみる回復していった。それまでどんな治療を受けても固まって動けなかったご主人のうつ症状が改善されて、発症する前の傍若無人なご主人の姿へと戻っていった。これも治療の一つの切り口である。

でも、この切り口だと、謙虚になり人を尊敬して遺伝子のスイッチをオフにして回復する美しさはない。特徴的な遺伝子のスイッチが次から次へとオフになって「みんな一緒なんだ！」と〝一体感〟を感じるようになるような素晴らしいアウトカムは得られない。

苦しんで苦しんですべての執着を捨て去ったときに、謙虚になって、自分以外の人すべてを〝尊敬〟できるようになり、特徴的な遺伝子がオフになって〝一体感〟が感じられるようになる、というのが本質かもしれないが、ここで目指しているのは「誰が治療しても同じアウトカムが得られる治療法」である。

だから、遺伝子の名前をただ唱えるだけで、特徴的な遺伝子をオフにして、人が求める最高の結果である〝一体感〟が得られるようになることを追求している。

終章

求めていたことが実現する

遺伝子を還元して〝一体感〟を得て〝自由〟になるというこの手法は「あるがまま、ありのままの自分を受け入れる」という結果を得るためのものではない。

「お金がなくても幸せ！」とか「ダメな旦那だけど一緒にいてよかった！」などと自分に言い聞かせながら生きる方向ではない。

特徴的な遺伝子を還元することで「以前から求めていたことが手に入れられる」とか「夢だと思っていたことが簡単に現実になる」などの方向性である。

「そんな怪しいことを言って！」と自分でも思うのだが、実際はそんなに難しい仕組みではない。

バストアップの遺伝子を唱えていたら「大きくなった！」というような例外はある。特徴的な遺伝子を唱えたり「〇〇さんって、すげー！」を唱えていたら不快だった症状が消えた、ということも起こる。

それだけじゃなくて特徴的な遺伝子をひとつひとつオフにしていくと、一番わかりやすい変化は「有言実行ができるようになる」である。

「部屋を片づけたい！」と思っていても片づけることができない、という症状がある。それは、注意欠陥多動性障害の遺伝子であるＳＬＣ６Ａ４やＤＲＤ４などがオンになっているから。「さあ、片づけよう！」と思っても、転がっている雑誌に注目が向いてしまうと、雑誌の記事が気になって、それを読み続けてしまい、片づけが進まなくなって「やっぱり自分は片づけられない！」となってしまう。「○○さんって、すげー！」や「○○の還元」×７を唱えてオフにしちゃえば「あれ？　雑誌を躊躇なく捨てている自分がいる！」となる。「片づける！」と言ったら勝手に身体が動いて、考えないでポイポイ捨てちゃっている自分にびっくりする。

痩せたいけど運動ができないという人がいる。

運動ができない理由はたくさんあるが、その中でも「周りの人の視線が気になってしまうから！」というのがある。これは、自分でも「言い訳だろう！」と思うし、他人が聞いたら「絶対に言い訳でしょ！」と決めつけられてしまうのだが、本当は特徴的な遺伝子が影響している。

人の視線で脳の電気発射が起きて思考停止してしまうＣＡＳＫが関係していたりする。人から走っていることを見られることを想像するだけで電気発射が起きるから「面倒くさい！」となってしまう。「面倒くさい」は自分の意識的なことではなく、電気発射の症状だったりするが、それには気がつかない。

面倒くさい、となったときに「○○さんって、すげー！」とか「ＣＡＳＫの還元」と唱えてみると電気発射が起きなくなり、怠いながらも靴を履いている自分がいる。「え〜！　本当に走るの〜！」と思いながらも外に出たら、ゆっくりと走り出している自分がいる。

「運動しよう！」と言葉にしたら、有言実行で動けてしまう。

「痩せるまで続けてみよう！」と言葉にしたら、その通りに動いている。〝言葉〟通りに行動ができてしまう。

そして、自分が求めていたものをいつの間にか手に入れて、周囲の人たちといつの間にか〝一体感〟を感じられるようになっている。自由に動ける喜び、それが実感できるようになる。

悪夢の世界から現実の世界へ

GABRA1がオンになっていると、他人の不快感や苛立ちで脳内の電気発射が起きる。頭が真っ白になって「相手のために何かをしてあげなければ」と相手に献身的に尽くしたり、相手のご機嫌を取るために一生懸命になってしまったりする。

本人は「人の顔色をいつも敏感に読み取れてしまう」という自覚がある。ちょっとした、表情の変化で相手の気持ちがわかってしまう、という自負がある。

でも実際はGABRA1で脳内の電気発射が起きて、脳が睡眠状態になって相手に嫌われる〝悪夢〟を生み出している。相手の気持ちはただの幻想に過ぎないのだが、電気発射の悪夢の中にいると「それが現実」と思えて、相手のために尽くしてしまう。

悪夢の幻想の中で行動してしまうと、悪夢がどんどん現実化してしまう。といっても、相手に尽くしたり、相手の表情を気にすればするほど電気発射が頻繁になり、悪夢の中に常にいることになるから「これが現実、自分は決して自由にはなれない！」と思ってしまう。

相手の遺伝子の中に〝人から優しくされると電気発射が起きる〟GABRG2があると、相手の脳内でもお世話をされたり心配されることで電気発射が起きて、相手にむしばまれる悪夢を見ることになるので、優しくされているのに真逆な態度になり、お互いが悪夢の中に封じ込められることになる。

悪夢の幻想の中からお互いが抜け出せなくなり、自由と生きる希望が奪われていく。悪夢の中で一生懸命に走るけど、ちっとも前に進まない。怖いけど逃げることができない。思うように身体を動かせない。思っていることが言葉にならない。

「○○さんって、すげー！」や「GABRA1の還元」×7を唱えて、特徴的な遺伝子のスイッチをオフにしてみると悪夢の世界から現実の世界へと戻ってくる。

「何だ、動けるじゃない！」と自由に身体を動かすことができるし、思っていることを発言できる。

電気発射の悪夢の世界では人の悪意が次から次へと伝わってきて〝四面楚歌〟だった。それが悪夢から抜けてみると、まったく感じなくなり、周りにいる人たちとのつながりを感じられるようになる。そこにいる人たちすべてとつながっている〝安心感〟がそこにあり、「自分は一人じゃないんだ！」という一体感が感じられる。

一体感が感じられると、自分がそれまで「苦手」とか「できない」と思っていたことに挑戦したくなって「やれるかも！」となるから不思議である。

〝一体感〟を感じるときに、知らず知らずのうちにみんなが応援してくれているのが感じられる。いま、ここで挑戦している自分は一人なのに、みんなが応援してくれている感覚が〝一体感〟の中にはある。

「一人じゃない！」

この言葉は知っていたが、この感覚が自然な感覚だなんて思いもしなかった。そして、自分が挑戦することが〝一体感〟の応援の中でひとつひとつクリアできていく。あの悪夢の中で生きていた自分はどこにもいなくて、現実の中に生きる自由な自分がそこにいた。

そんなときに、フッと特徴的な遺伝子に感謝したくなる。

「これまで私を守ってくれてありがとう！」と。

「でも、みんなが一緒にいるからもう必要ないから、さようなら！」と。

特徴的な遺伝子を背にして、後ろを振り返ることなく前に向かっていく自分がそこにいる。

爽やかな笑顔と共に。

夢（おわりに）

催眠のお師匠さんは、催眠のスクリプト（クライアントさんのために作られた物語）の中に〝尊敬〟を巧みに練り込んでいた。そのスクリプトをお師匠さんから聞かされたときに、次第に夢の中に落ちていき、やがて特徴的な遺伝子の一本一本がほぐれていく、そして、知らず知らずのうちに自由になっていった。

催眠にかかる、かからないはあまり関係ない。ただ人は目が覚めている状態だと〝意識〟が働いているので「正しい or 間違っている」の判断が働いてしまう。だからお師匠さんがいくら〝尊敬〟を意識に提供しても「何かそこに裏がある！」とか「騙されているのでは！」という疑念が湧いてしまい〝尊敬〟が素直に遺伝子のレベルに浸透していかない。

お師匠さんが現代催眠の手法を使って、意識の壁をすり抜けて無意識に〝尊敬〟を届けたときに、特徴的な遺伝子のスイッチがオフになり、クライアントさんが自由になって羽ばたいていく。その姿はものすごく美しかった。

そんなお師匠さんに「大嶋さんの夢は？」と聞かれたとき、悩むことなく「トラウマ治療を極めて、この傷ついた日本を元気にしたい！」と答えてしまった。この流れからすれば「お師匠さんのように、究極の治療ができるようになりたい！」というのが筋である。

でも、この催眠のお師匠さんが使っている〝言葉〟と〝尊敬〟をうまく使えば、戦争の傷によって元気を失っている日本全体を元気にできるのではないか？　と思ってしまった。誰が聞いてもアホな夢ではあるが、一度お師匠さんの前でその夢を宣言したので、常にその夢に向かって進んでいる。

〝言葉〟と〝尊敬〟で特徴的な遺伝子のスイッチがオフになったときに、人は自由に生きられるようになり、周囲との〝一体感〟を得られるようになる。

誰でもできる簡単な方法で、それまでの苦しみやしがらみから自由になって、その人らしく生きられるようになる。その姿はものすごく美しい。

美しく輝きながら次第に周囲と〝一体〟となっていく。すると周囲の人たちも次第に自由に生きられるようになり、周囲の世界も変わっていく。

美しく輝いているその人は「自分は輝いている！」なんて思わない。

なぜなら、それが本来の姿だから。自分の変化には気がつかない。でも、その人の周りの世界が次第に変わっていく。その人の現実が変わっていく。

やがてその人の変化が一つの国に影響を及ぼし、いつしか大きな変化を生み出していく。そんな興味深いことが起こるような気がしている。

あとがき

もし、この本を専門家や研究職の人が読んだら「あ！　遺伝子の名前を使った催眠のスクリプト（物語）なんだ！」とすぐにわかってしまいます。遺伝子のコードや脳の電気発射が実際に意味を持っているわけではなく、それらの名前を使った物語がいつの間にか催眠の世界にいざない、知らず知らずのうちに症状を軽減していく、という仕組みが見えます。

「こんな症状が私にもあるかも！」と読んで思った瞬間から〝催眠療法〟が始まり、そして〝唱える〟をしたときに、催眠状態で「あれ？　あの症状がないかもしれない！」となります。

「そんなことをしてしまうあなたが悪い！」と相手を責めるよりも「あなたの特徴的な遺伝子のスイッチが入ってしまっているから」という外在化のテクニックを使って、さらに呪文のようなコードを唱えることでその遺伝子のスイッチがオフになり不快な症状から解放される、という〝暗示〟が効いてこれまで対処が困難だった症状にまでアプローチができる方法なんだ、という仕組みが見えてきます。

だから、科学的な仮説というよりも、遺伝子や脳の電気発射云々は物語を語っているに近いことなんだ、ということが専門家には、はっきりわかります。

実際に「唱えることで遺伝子のスイッチのオンオフを替えることができるかもしれない」という仮

説を立てるには、基礎的な研究があまりにも足りなさすぎるので科学的に考えると〝空想〟の域を超えることはできません。

ただ、一つの症状に対して帰無仮説をもとに遺伝子コードのリストを作って、そして、唱えていただくと「やっぱりこの症状なんだ！」という遺伝子のコードでヒットします。

さらに言えば、遺伝子の意味も全くわからないお子様に唱えていただいても「あ！　これなんだ！」とその症状に適合したコードで変化が起きます。

だから、いつかは、素晴らしい専門家によって、心因性発作の研究や、実際に遺伝子のコードを唱えたときの効果の研究が行われて、これらのことが科学的に証明される時が来たら、と夢見ております。

唱えるだけでさまざまな疾患が治っていく、という夢がいつか現実に証明されたら、と真面目に真剣に願っております。

大嶋　信頼

著者プロフィール

大嶋 信頼（おおしま・のぶより）

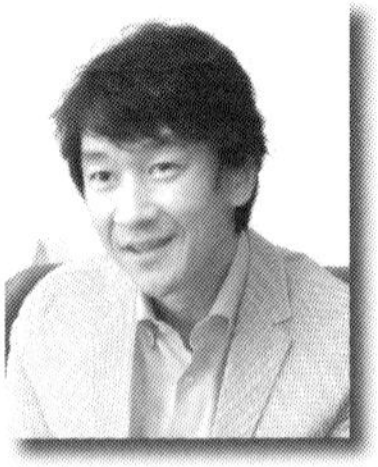

米国・私立アズベリー大学心理学部心理学科卒業。アルコール依存症専門病院、周愛利田クリニックに勤務する傍ら東京都精神医学総合研究所の研究生として、また嗜癖問題臨床研究所付属原宿相談室非常勤職員として、依存症に関する対応を学ぶ。嗜癖問題臨床研究所原宿相談室長を経て、株式会社アイエフエフ代表取締役として勤務。現在、インサイト・カウンセリング代表取締役。

著書に『ミラーニューロンがあなたを救う！』、『支配されちゃう人たち』、『無意識さんの力で無敵に生きる』、『それ、あなたのトラウマちゃんのせいかも？』、『言葉でホルモンバランス整えて、「なりたい自分」になる！』（以上青山ライフ出版）、『「いつも誰かに振り回される」が一瞬で変わる方法』（すばる舎）、『サクセス・セラピー』（小学館）、共著『児童虐待〔臨床編〕』（金剛出版刊）がある。

あなたを困らせる遺伝子をスイッチオフ！

脳の電気発射を止める魔法の言葉

著者　大嶋 信頼

発行日　2016年10月27日　　第2刷 2017年8月10日

発行者　高橋範夫

発行所　青山ライフ出版株式会社

〒108-0014 東京都港区芝5-13-11 第2 二葉ビル401

TEL：03-6683-8252　　FAX：03-6683-8270

http://aoyamalife.co.jp　　info@aoyamalife.co.jp

発売元　株式会社星雲社

〒112-0005　東京都文京区水道1-3-30

TEL 03-3868-3275　　FAX 03-3868-6588

装幀　溝上なおこ

印刷／製本　中央精版印刷株式会社

ISBN978-4-434-22558-1